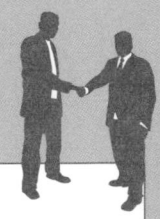

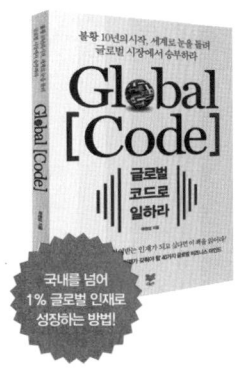

## 글로벌 코드로 일하라

곽정섭 지음 | 13,800원

**언제까지 전 세계 1%도 되지 않는
비좁은 국내 시장에서 경쟁할 것인가?
99% 넓은 시장으로 눈을 돌리면
1000배 많은 기회가 있다!**

사회적 서비스망이 잘 갖춰져 있지만 아직 청년과 비즈니스맨들의 아이디어, 도전정신이 부족하다. 세상을 들썩이게 하는 아이템은 우리보다 기술적으로 뒤처진 미국, 중국, 인도에서 나오는 것이 현실이고, 오히려 우리나라는 미투(me too) 전략 같은 후발 주자로서 유명 콘텐츠를 따라가기에 바쁘다. 이 책에는 지난 30여 년 간 국제 비즈니스 무대를 온몸으로 경험한 저자의 이야기가 담겨 있다. 우리 청년들이 주인공으로, 세계무대에 설 수 있는 기회를 놓치지 않도록 100배, 1000배 큰 세계 시장에서 가능성을 펼칠 수 있는 구체적인 방안을 알려준다.

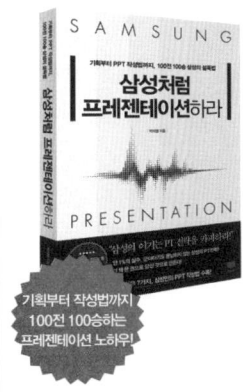

## 삼성처럼 프레젠테이션하라

박지영 지음 | 13,800원

**이기는 PT를 하고 싶다면 당장 따라 해라
당신을 바라보는 상사들의 눈빛이 바뀐다!**

많은 직장인들이 효과적으로 프레젠테이션을 하는 데 도움을 화술, 슬라이드 작성법 등에 관심을 기울인다. 그러나 프레젠테이션은 멋지게 발표하는 것이 목적이 아니다. 프레젠테이션은 청중, 고객, 상사, 경영진을 설득하기 위해서 하는 것이다. 매끄러운 화술과 폼 나는 이미지로 호감을 사고, 웃기고, 사로잡고, 감동을 주려는 것도 모두 그들을 설득하기 위한 것이다. 그들을 설득해서 상품을 팔고, 계약을 따내고, 프로젝트를 승인받는 것이 프레젠테이션의 목적이다. 삼성물산에서 해외사업을 담당하며 프레젠테이션의 노하우를 쌓은 저자가 쓴 이 책은 그럴듯하기만 한 프레젠테이션이 아닌 계약을 따내고 성과를 올리는 프레젠테이션을 하는 데 도움을 줄 것이다.

# 소리,
## 잘 들어야
## 잘 산다

귀박사들의 '귀 건강' 이야기

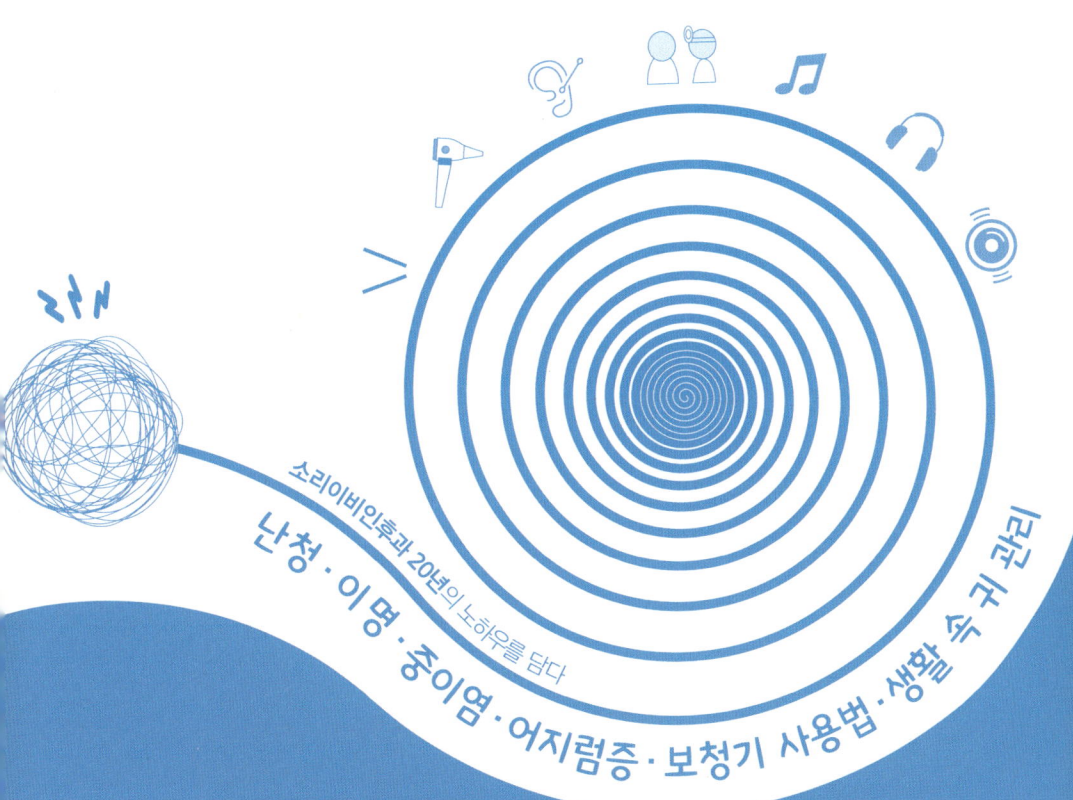

소리이비인후과 20년의 노하우를 담다

난청·이명·중이염·어지럼증·보청기 사용법·생활 속 귀 관리

## 목차

책을 펴내며  7
추천사 _ **김세헌** 대한이비인후과학회 이사장  10
추천사 _ **조창현** 대한청각학회 회장  12

## Ⅰ. 난청

1. 난청이 뭐예요?  18
2. 난청은 왜 생겨요?  20
3. 난청, 왜 위험한가요?  22
4. 난청의 종류  25
   - 전음성 난청  26
   - 감각신경성난청  27
     | 노화성 난청 | 소음성 난청 | 돌발성 난청 | 일측성 난청
   - 선천성 신생아 난청  44
     | 소리이비인후과, 유전성 난청연구 선도한는 의료기관  58

5. 난청을 부르는 귀 질환
   - 중이염 & 만성중이염  66
   - 이경화증  75

6. '귀' 수술의 모든 것
   - 고막·중이염 수술  78
   - 청력회복술  87
   - 내이 및 두개저수술  96
   - 이관수술  97

7 '청력검사'의 모든 것  101

## Ⅱ. 이명

1. 이명이 뭐예요?  110
2. 이명은 왜 생겨요?  112
3. 이명의 종류  120
   - 자각적 이명  121
   - 타각적 이명  124

4. 이명의 치료와 관리  132

## Ⅲ. 어지럼증

1. 어지럼증이 뭐예요?  140
2. 귀로 인한 어지럼증, 왜 생겨요?  141
3. 어지럼증 일으키는 귀 질환 종류
   - 이석증  144
   - 전정신경염  149
     | 전정재활운동법  152
   - 메니에르병  162
   - 내이염(미로염)  169

목차

## Ⅳ. 보청기

- 보청기 착용, 왜 피하세요?   172
- 보청기, 언제·어떻게 선택해요?   174

## Ⅴ. 일상 속 귀 건강 관리

- '벌레·물·귀지…' 여름철 증가하는 귓속 불청객 관리법   182
- '귀 출혈' 일으키는 다양한 원인 & 증상   186
- 녹음한 내 목소리는 왜 이상하게 들릴까?   192
- 세상에서 제일 처음 만나는 목소리   194
- 비행기 타면 귀 아프고 불편해요   197

## Ⅵ. 소리이비인후과 이야기

- 소리이비인후과 연혁   202

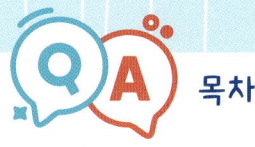 목차

- **난청, 이게 궁금해요!** 43
  - Q1. 난청, 대부분 노인들에게 나타나죠?
  - Q2. 이어폰 사용을 하지 않는다면, 걱정하지 않아도 되나요?
  - Q3. '소음'의 기준을 어떻게 판단하나요?

- **선천성 난청, 이게 궁금해요!** 56
  - Q1. 부모의 청각장애, 무조건 아이에게 유전되나요?
  - Q2. 신생아의 청력검사, 언제·어떻게 하나요?

- **이관풍선확장술, 이게 궁금해요!** 100
  - Q1. 수술 시간은 얼마나 걸리나요?
  - Q2. 수술 효과가 있나요?
  - Q3. 이관풍선확장술은 건강보험 혜택을 받을 수 있나요?

- **이명, 이게 궁금해요!** 129
  - Q1. 이명은 한쪽 귀에서만 들리나요?
  - Q2. 이명이 있으면 청력이 더 나빠지나요?
  - Q3. 이명이 점차 커지면 귀 청각과 뇌 기능에 문제가 생긴 건가요?
  - Q4. 돌발성 난청 후 이명이 생길 수 있나요?

- **이명재활치료, 이게 궁금해요!** 136
  - Q1. 이명재활치료 원리는 어떻게 되나요?
  - Q2. 이명재활치료 시 가장 중요하게 고려하는 것은 무엇인가요?
  - Q3. 우리나라에서 이명재활치료가 활성화되지 않은 이유는 무엇인가요?
  - Q4. 이명재활지료 효과는 어느 정도인가요?

- **이석증, 이게 궁금해요!** 148
  - Q1. 이석증으로 인한 어지럼증 후 이명이 생겼는데 관련이 있나요?

- **전정신경염, 이게 궁금해요!** 161
  - Q1. 전정신경염에 따른 극심한 어지럼증, 치료가 되나요?
  - Q2. 감기 이후 심한 어지럼증이 생겼어요. 이비인후과에서 진료를 받으라는데, 무슨 검사를 받으며 검사 시 주의사항이 있나요?

- **메니에르병, 이게 궁금해요!** 168
  - Q1. 메니에르병 검사는 '증상이 있을 때' 또는 '없을 때', 언제 받는 게 좋나요?

Prologue

## 책을 펴내며

월드컵으로 기억되는 2002년 3월에 처음 개원한 이래로 벌써 20년이라는 시간이 흘렀습니다. 지금도 그렇지만 귀만을 전문적으로 진료하는 의료기관을 찾을 수 없었던 당시, 강남 한복판에 단독 건물로 개원한다는 것은 결코 쉬운 결정이 아니었습니다.

그럼에도 세상 물정에 밝지 못한 귀 전공 교수들은 동료들의 염려를 응원으로 생각하며 난청과 어지럼증 환자들께 '최상의 진료-검사-치료와 수술'까지 원스톱으로 제공하기 위해 소리이비인후과를 개원하게 됐습니다.

'잘 듣지 못하는 분들에게 희망이 되고자...'
듣지 못하면 말을 할 수 없기 때문에 정상적인 생활이 불가능합니다. 이를 위한 치료는 와우이식 수술입니다. 소리이비인후과는 개원 첫해인 2002년 7월 성인와우수술, 11월에는 2살 소아환자와우수술을 개인병원 최초로 성공한 이래 현재까지 550여 건의 와우이식수술과 2만 건 이상의 중이염수술을 시행해 왔습니다. 또한 와우이식수술에 의료보험이 적용되지 않던 시절, 수천만 원의 비용이 부담스러운 환자와 가족을 위해 KT와 함께 '소리찾기' 사회공헌프로그램을 운영했고, 수술 후 언어치료센터와 소리와우캠프를 통해 듣기와 말하기를 잇는 올바른 재활프로그램을 제공함으로써 환자와 가족들에게 희망을 드리고자 노력하였습니다.

### 진료를 위한 소중한 연구

난청은 신생아에게 발생되는 가장 빈도가 높은 선천성 질환이며 이중 절반은 유전이 원인입니다. 소리이비인후과는 우리나라 최초로 난청유전자를 규명하였습니다. 그 논문은 370회 이상 인용되며 세계적으로 인정받는 자료가 됐습니다. 또한 연구 결과는 2세의 난청이 걱정되는 수많은 예비부부들과 가족들에게 막연한 근심을 해소시켜주는 소중한 상담자료로 쓰이고 있습니다. 앞으로도 지속적인 연구를 통해 난청의 퇴치를 위해 앞장서겠습니다.

### 찾아가는 진료

전국에서 방문하시는 환자분들께 감사드립니다. 일반적으로 귀 수술 후에는 비행기 여행을 조심해야 합니다. 특히 제주에서 오시는 환자분들은 배와 육로를 이용해야 하는 번거로움이 컸습니다. 이 불편을 덜어드리고자 2010년에는 제주소리이비인후과를 개원했습니다. 앞으로도 저희는 항상 환자분들을 찾아가는 마음으로 진료에 임하겠습니다.

### 소리이비인후과의 나아갈 길

소음과 노령인구의 증가로 난청은 늘어만 갑니다. 코로나19로 인한 마스크 착용 때문에 난청 환자들의 불편함은 더 커졌습니다. 뿐만 아니라 난청은 인지장애와 치매, 낙상 및 골절의 위험을 증가시키는 질환입니다. 저희 소리이비인후과는 난청으로 인한

생활의 장벽을 허물고, 소통되는 건강한 세상을 만들기 위해 초심을 잃지 않는 자세로 진료에 임하겠습니다.

**귀에 대해 쉽게 말해 주는 책**

보이지 않는 귓속을 이해하기란 쉽지 않습니다. 게다가 그 구조도 매우 복잡합니다. 소리를 듣고 균형을 잡아주는 중요한 기관인 귀와 관련된 책이 많다고 하지만 알기 쉽게 설명된 서적은 부족한 현실입니다. 이 책은 태어나면서부터 노년에 이르기까지 일반인들이 궁금해하는 난청, 유전성난청, 이명, 어지럼증과 보청기에 대해 필요한 정보를 쉽게 전해드리고자 만들었습니다. 여러분의 곁에서 많은 도움이 되기를 바랍니다.

이 책을 쓰는 데 함께 해주신 이승철, 이호기, 신중욱, 양원선 원장님, 박한규 제주소리 원장님, 임정택 용인소리 원장님과 소리가족 여러분들께 감사드립니다.

2022년 8월
소리이비인후과 대표원장 **박홍준**

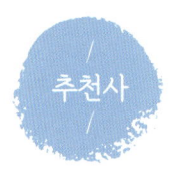

추천사

# 소리이비인후과 개원 20주년을
# 진심으로 축하드립니다

　소리이비인후과는 2002년 3월 우리나라 최초의 귀전문병원으로 개원하여 올해로 20주년을 맞이하였습니다. 대한이비인후과학회를 대표하여 개원 20주년을 진심으로 축하드립니다.

　인간이 인간다운 삶을 유지하기 위해 가장 필요한 기능 중 하나가 청각입니다. 상대의 말을 듣고 이해할 수 있고 또 의사를 표현할 수 있게 하며, 아름다운 소리를 듣고 힐링하며, 위험한 소리에 대응하게 합니다. 그리고 우리가 활동하며 살아 가는데 꼭 필요한 기능 중 또 하나가 평형기능입니다. 이러한 중요한 기능인 청각과 평형기능을 다루는 귀전문병원을 표방하여, 대학에서 이과학을 전문하시는 명망 높으신 박홍준 원장님을 비롯한 세 분의 교수님께서 큰 뜻을 가지고 우리나라에 처음으로 설립한 귀전문병원이 소리이비인후과입니다. 20년간 61만 건의 외래 진료, 2만 건의 귀수술 실적과 550건의 인공와우수술 실적은, 그간 소리이비인후과가 귀 질환 환자분들의 치료에 얼마나 많은 기여와 헌신을 해 왔는지를 방증하는 것이 아닐까 싶습니다.

이제 소리이비인후과는 그간에 발전을 거듭하여 더 크고 훌륭하게 변화하였습니다. 명실공히 전국적 인지도를 가지고 귀수술을 리드하고 있으며, 이비인후과전문병원으로는 처음으로 전정기능 워크숍과 각종 난청 관련 세미나를 주최하고, 소리를 못 들으시는 환자분들의 유일한 희망인 인공와우이식에 관한 재활과 교육프로그램을 운영하고 있습니다. 아울러 일반인들을 대상으로 이명, 난청, 어지럼증에 관한 건강강좌도 활발히 운영하고 있습니다.

앞으로 우리나라 난청과 어지럼증 치료를 선도하고 더 발전시켜 주실 것을 기대하며, 소리이비인후과의 무궁한 발전을 기원합니다.

대한이비인후과학회 이사장 **김세헌**

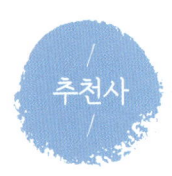

## 추천사

# 앞으로도 우리나라 귀 질환 치료의
# 선구자로서 자리하시길 기원합니다

　20년 전 세브란스 병원에서 이과 전임의를 마치고 가천대 길병원에서 근무한 지 일 년 남짓 되었을 무렵, 신선하면서도 조금은 충격적인 소식이 들려왔습니다. 이미 아주대학교병원과 인하대학교병원에서 이과 중진 교수로서 활발히 연구와 진료를 하시던 세 분의 선배 교수님들께서 귀 질환 전문병원을 설립하신다는 것이었습니다.

　전공의 시절, 이비인후과의 촉망받는 미래 혹은 걸어 다니는 교과서라고 칭찬을 받으시던 분들을 옆에서 지켜보면서 제겐 부러움과 존경심이 생기지 않을 수 없었던 터라, 계속 대학에 계시면서 후학들에게 좋은 영향력을 더 주시면 어떨까 하는 아쉬움도 있었습니다. 하지만, 한편으로는 미국의 하우스 귀 클리닉처럼 우리나라를 대표하는 귀 전문 병원으로 성장하시길 응원하는 마음도 컸고, 저도 능력과 기회가 된다면 언젠가는 이 일에 동참하고픈 막연한 기대도 했던 것 같습니다.

소리 이비인후과는 많은 대학교수와 전문의들의 기대와 우려를 동시에 받으며 출발했지만, 그동안 보통의 대학병원보다도 많은 전문적이고 난도가 높은 수술 증례와 연구 결과들을 보여줌으로써 어엿이 국내 대표 귀 전문 병원의 자리를 차지하고 있습니다. 병원의 외형, 전문의 수 및 진료 항목의 전문성도 20년의 세월 동안 더 공고히 다져졌으며, 제주 소리 이비인후과의 경우 오랜 시간 제주도민의 숙원이었던 양질의 귀 수술 서비스 제공을 함으로써 지역사회의 중심 병원이 되기도 했습니다.

짧지 않은 세월을 뚝심으로 걸어오신 모든 선생님들께 존경과 감사의 마음을 담아 20주년을 축하드리며, 앞으로 더욱 성장하시고 영원히 우리나라 귀 질환 연구와 치료에 선구자로서의 자리를 유지하시길 기원합니다. 감사합니다.

2022년 여름
대한청각학회 회장 **조창현**

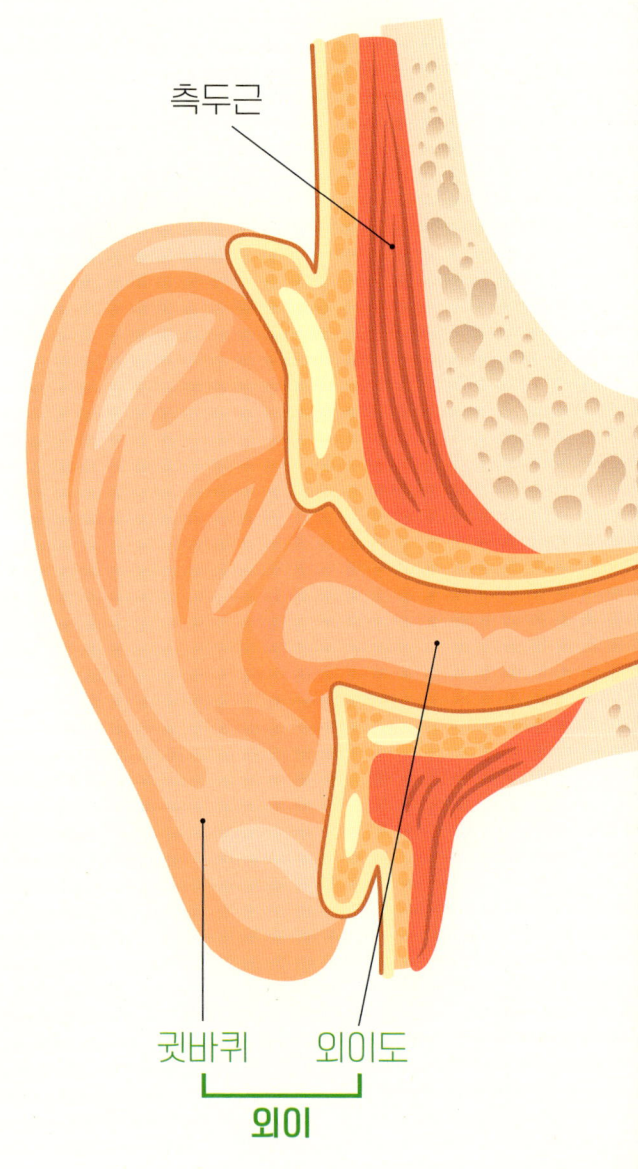

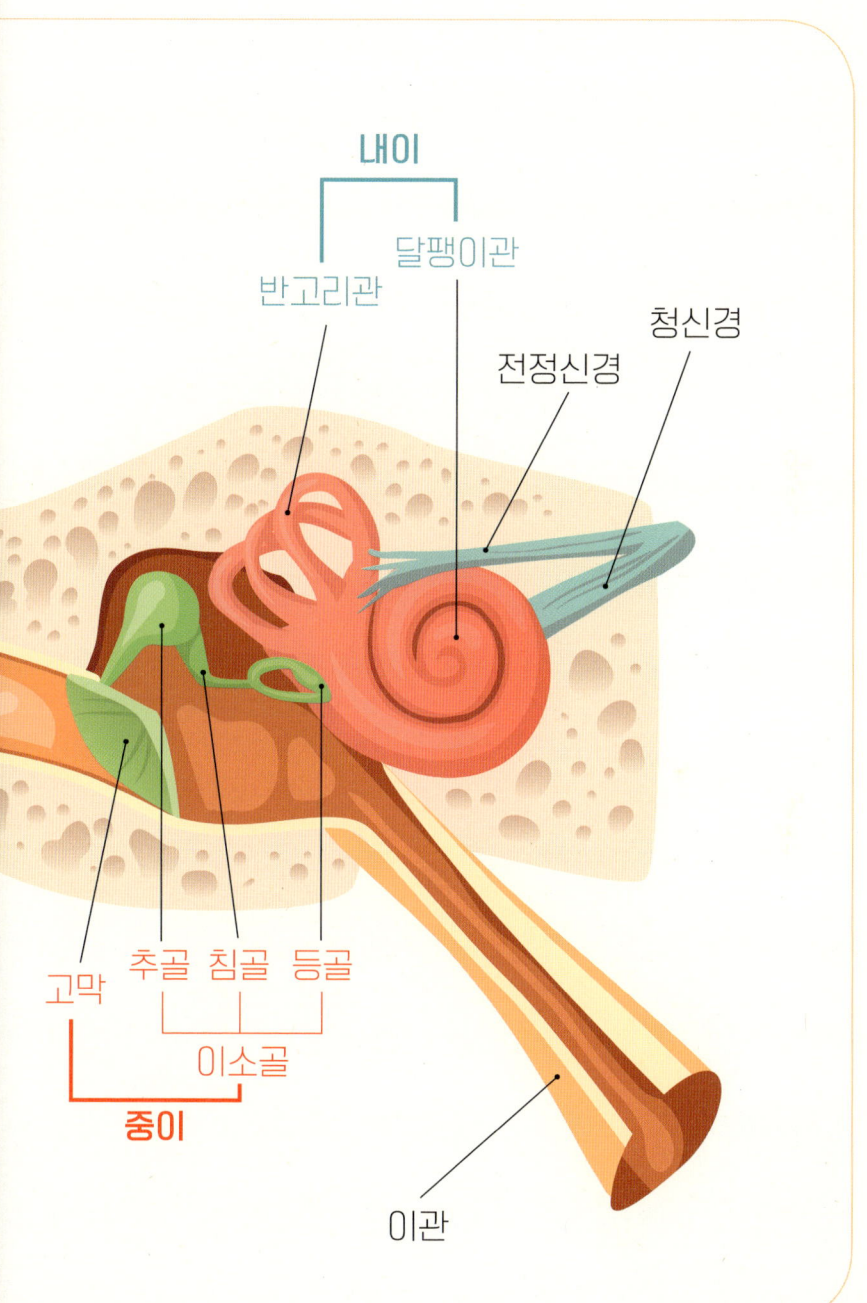

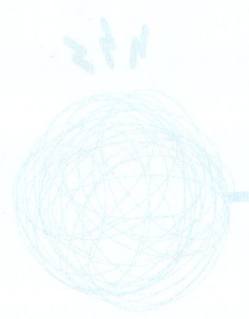

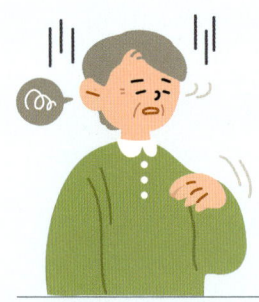

'잘 듣지 못하는' 것을 넘어
이명, 두통, 어지럼증, 우울증,
치매까지 부를 수 있는…

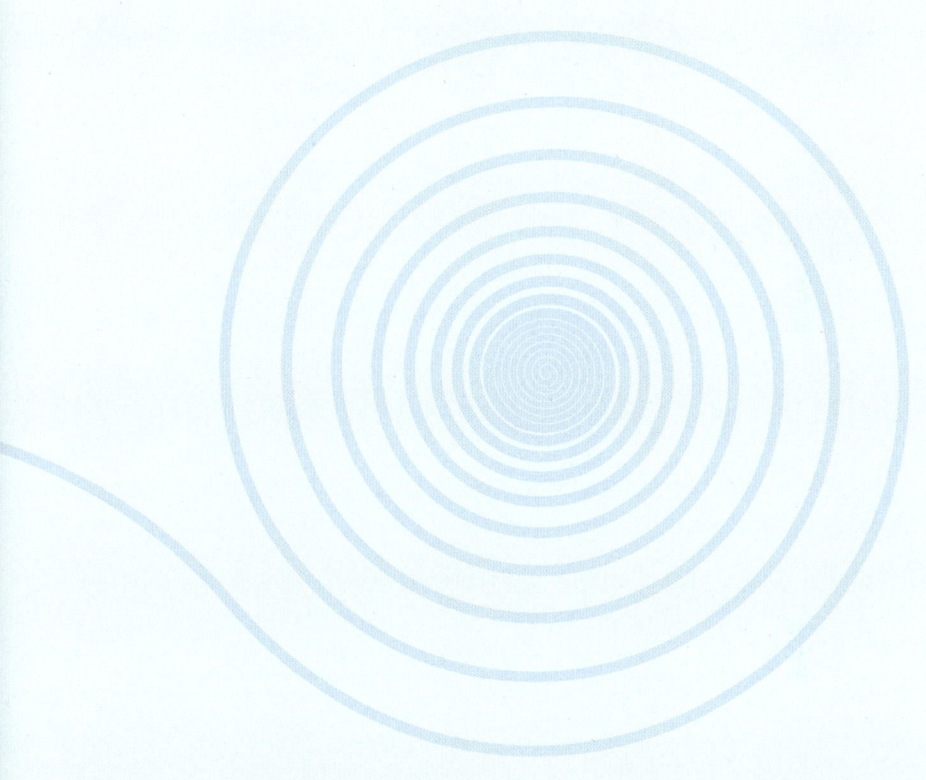

# I. 난청

# 1
# 난청이 뭐예요?

 말귀를 못 알아듣는 사람을 가리켜 '사오정'이라는 별명을 붙이던 시기가 있었다. 단순히 소리를 잘 못 듣는 것뿐 아니라 말의 '의미'를 파악하지 못하고 엉뚱한 답변을 내놓는 사람을 향한 다소 애정 어린 표현이었을 것이다.
 의학적으로는 다양한 이유로 청각 기능이 떨어진 상태를 '난청'이라고 한다.

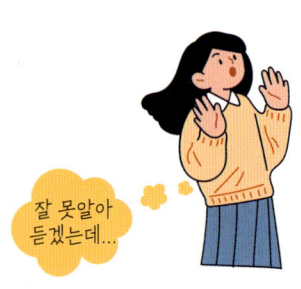
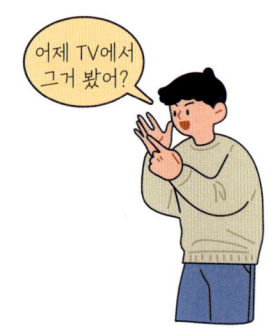

난청이 생기면 작은 소리를 듣지 못하거나, 들리는 소리를 정확하게 구분할 수 없게 된다. 물론 주변이 소란스럽거나, 상대방의 목소리가 작아서인 경우도 있지만, 주변 환경과 관계없이 '잘 듣지 못하는 상황'이 자주 반복된다면, '난청'을 의심해야 한다.

일반적으로 난청은, 겪는 당사자도 크게 문제 삼지 않거나 주위에서 모르게 지나가기도 하지만, 증상이 계속 진행될수록 불편함이 커진다. 특히 30·40대는 사회적으로 가장 활발한 활동을 해야 하는 시기여서 더욱 어려움이 많다.

처음에는 TV나 휴대폰 소리가 잘 들리지 않기 시작하다가 친구의 말소리조차 알아듣기 어려워지고, 결국 가족과의 대화에서도 불편함을 느낀다. 특히 여러 사람의 소리가 섞여 있거나 지하철 등 소음이 많은 곳에서는 대화에 어려움을 겪는다. 증상이 심하면 소극적인 성격으로 변하거나 우울증 등의 증상도 나타날 수 있다.

난청을 겪는 기간이 길어지면 남의 말뿐 아니라 자신의 말소리도 잘 듣지 못하게 되어 목소리가 커지고 발음이 어눌하게 변한다. 때문에 자신의 청각이 떨어진다고 의심되면 정확한 청각검사를 통해 올바른 재활을 시도해야 한다.

난청을 극복하고 새로운 사회생활의 재출발을 위해서는 보다 적극적이고 긍정적인 자세가 필요하다.

## 2
# 난청은 왜 생겨요?

우선 우리가 소리를 어떻게 듣는지 살펴보자.

소리는 제일 처음 외이도를 통해 귓 속으로 들어온다. 이후 고막을 울리고, 이소골([그림1] 소리를 전달하는 3개의 뼈, 고막과 붙어 있음)을 통해 달팽이관과 신경으로 전해진다. 이것이 우리가 '소리를 듣는' 메커니즘이다. 그런데 이 과정에서 어딘가에 문제가 생기면 난청이 발생하게 된다.

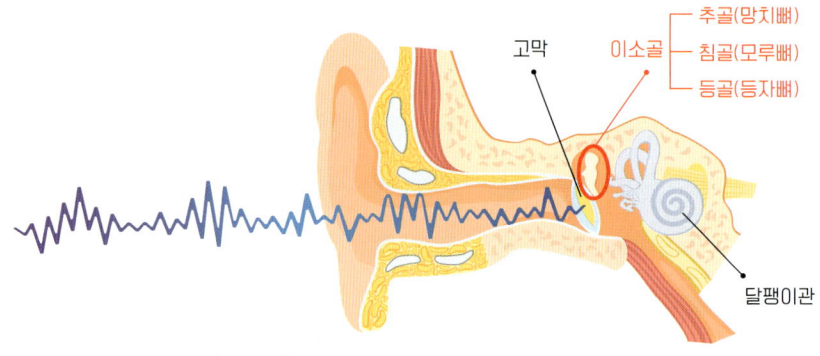

[그림 1] 귀에서 소리가 전달되는 과정

그동안 난청은 귀 기능이 퇴화하는 노인에서 주로 발생하는 것으로 알려져 있었지만, 최근 이어폰의 잦은 사용과 공연장·클럽 등에서 막대한 소음에 많이 노출되는 젊은 층에서도 증가하고 있다.

**난청을 일으키는 주요원인들**

- 유전
- 노화
- 급·만성중이염
- 외이도 폐쇄
- 감염성 질환
- 머리 외상
- 귀에 영향 주는 약 복용
- 소음

# 3
# 난청, 왜 위험한가요?

**다양한 질환의 도화선 '난청'**

난청의 위험성은 단순히 '소리를 잘 듣지 못하는' 것에 그치지 않는다. 난청을 방치할 경우 증상이 악화되면서 다양한 귀 질환의 단초 역할을 하게 되는데, 대표적인 것이 이명이다.

이명은 외부에 소리 자극이 없는데도 귀나 머릿속에서 '윙~', '찌~', '삐~' 등의 다양한 소리를 듣는 증상이다. 이명은 대개 난청으로 잘 듣지 못해 발생하기 때문에 보청기 등을 사용해 잘 듣게 되면 이명도 함께 개선되는 경우가 많다.

난청이 뇌 기능에도 영향을 미쳐 노인의 치매 등 인지장애 발병과 관련 있다는 연구도 있다. 난청이 있는 노인은 청력이 정상인 노인에 비해 인지장애 발생 위험이 5배나 높은 것으로 보고되고 있다. 또한 난청은 노인에게서 자주 발생하는 낙상 발생 위험을 증가시킨다. 따라서 노인층에서 더욱 각별히 난청에 대해 관심을 갖고 치료에 주의를 기울여야 한다.

  이외에도 난청은 두통, 어지럼증, 집중력 저하 등을 야기할 수 있고, 잘 듣지 못함으로 인해 사회적 단절과 우울증을 불러오기도 한다. 그러므로 발병 시 증상을 방치하지 말고, 빠르게 치료에 들어가는 것이 좋다.

### 난청이 부르는 건강 문제
- 이명(귀울림)
- 두통
- 어지럼증
- 집중력 저하
- 우울증
- 치매
- 낙상

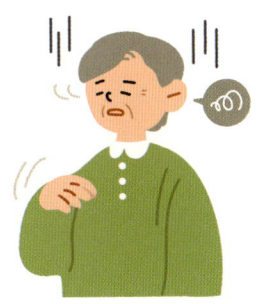

간단하게 체크해 보는,
## 난청 자가진단 테스트

| check list | Yes | No |
|---|---|---|
| 1. 이명(귀울림)이 있다 | | |
| 2. 다른 사람의 말소리가 웅얼거리는 것처럼 들린다 | | |
| 3. 상대방이 분명하게 말하지 않는 것처럼 느껴진다 | | |
| 4. 특정 소리들이 불편하거나 너무 크게 들린다 | | |
| 5. 여자 목소리보다 남자 목소리가 알아듣기 쉽다 (여자나 어린 아이가 말하는 것을 알아듣기 어렵다) | | |
| 6. '발·달'처럼 비슷한 단어를 구분하기 어렵다 | | |
| 7. '츠·크'와 같은 고음으로 전달되는 소리를 정확히 듣기 어렵다 | | |
| 8. 식당이나 단체모임 등 시끄러운 곳에서 나누는 대화를 이해하기 힘들다 | | |
| 9. 텔레비전 소리를 크게 한다고 주위의 불평을 들은 적이 있다 | | |
| 10. 소음 노출 후 귀가 멍한 증상이 지속된다 | | |
| 11. 전화 소리를 잘 분별하지 못한다 | | |
| 12. 목소리가 잡음과 섞여서 들린다 | | |
| 13. 소리가 이중으로 들린다 | | |

※ 참고 자료 : 미국국립보건원(NIH)

**※위 항목 중 Yes가 3개 이상이라면, 전문기관에서 난청 검사를 받는 것이 좋다.**

# 난청의 종류

난청은 청력 기능 손상 부위에 따라 전음성 난청, 감각신경성 난청으로 크게 구분되며 발병 시기에 따라 선천성 신생아 난청으로 분류할 수 있다.

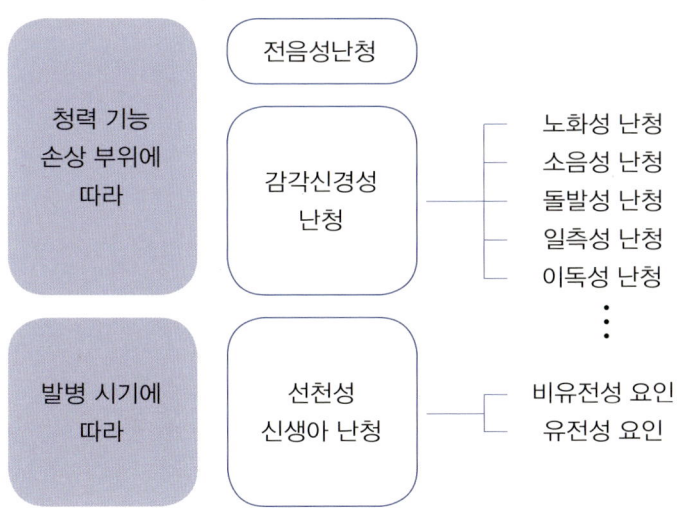

## 전음성 난청

외이, 중이 등 소리를 전달해 주는 기관에 문제가 생겨 소리가 정상적으로 잘 전달되지 않는 상태의 난청이다. 급성 중이염·만성 중이염이 원인인 경우가 많다.

전음성 난청은 수술로 고막·이소골 등 귓속 소리 연결 구조물을 새롭게 만들어 줘야 치료된다.

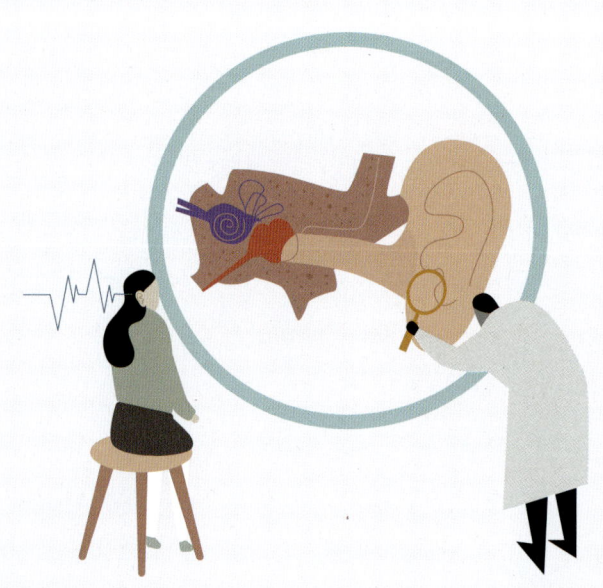

### 감각신경성 난청

달팽이관의 청신경세포 및 그 신호를 뇌로 전달하는 청신경(달팽이관 신경) 문제로 발생한다. 감각신경성 난청은 원인과 증상에 따라 노화성 난청, 소음성 난청, 돌발성 난청, 일측성 난청, 이독성 난청 등으로 구분되며 보청기, 인공와우이식술 등 청각재활기구를 통해 치료한다.

(1) 노화성 난청

나이가 들어감에 따라 신체 기능에 저하가 오듯, 달팽이관과 청신경도 점차 노화하면서 난청이 유발되는데 이를 노화성 난청이라 한다.

사회가 고령화되면서 노화성 난청을 겪는 인구도 계속 늘고 있다. 건강보험심사평가원 통계에 따르면 2018년 한 해에만 난청(전음성 및 감각신경성 청력 소실)으로 진료 받은 환자가 37만여 명에 이르렀으며 그중 절반에 가까운 46%가 60세 이상 환자였다고 한다.

노화성 난청은 60세 이상 3명 중 1명, 75세 이상 2명 중 1명에게 발생하는 만큼 노인에서 주로 나타나지만, 40·50대 장년층도 겪을 수 있는 퇴행성 질환임을 유념해야 한다. 대개 남성이 여성보다 낮은 연령에서 시작되고, 흡연과 알코올의 영향으로 진행 속도가 두 배 정도 빨라진다.

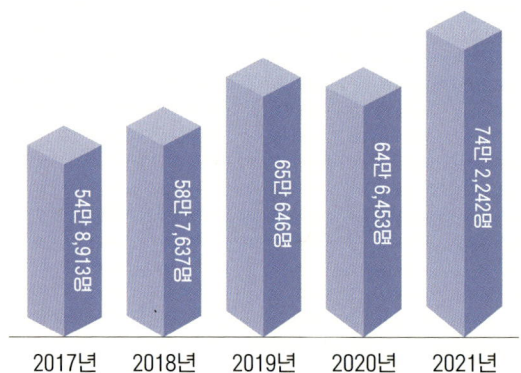

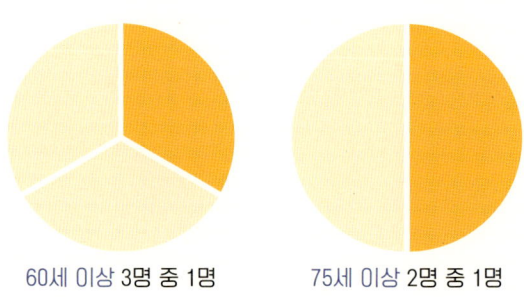

• 노화성 난청의 증상

노화성 난청이 발생하면 작은 소리를 듣지 못하거나 소리를 정확하게 구분하기 힘들다. 대화가 원활하지 못해 사회적·정서적인 문제로 이어지기도 한다. 우울증과 치매 위험을 높인다는 연구결과들도 있다. 즉, 난청을 잘 관리해야 치매 위험을 줄일 수 있다는 의미이다.

### 노화성 난청의 특징
- 일상적인 대화와 전화 통화가 힘들다
- 대화 중 했던 말을 다시 해달라고 요청한다
- 어떤 말에 엉뚱한 반응을 보이는 경우가 잦다
- TV 볼륨을 점차 높인다
- 소리가 나는 방향을 잘 알지 못한다

### 노화성 난청으로 잘 듣지 못하는 소리
- 아이와 여성 등의 고주파 소리
- ㅅ·ㅊ·ㅍ·ㅌ·ㅋ 등 고주파 영역 발음이 들어간 단어(예: '풍차')
- 심한 경우 저주파 영역인 ㄴ·ㄷ·ㄹ·ㅁ·ㅂ·ㅈ 등의 자음과 모음까지도 잘 못 들을 수 있다

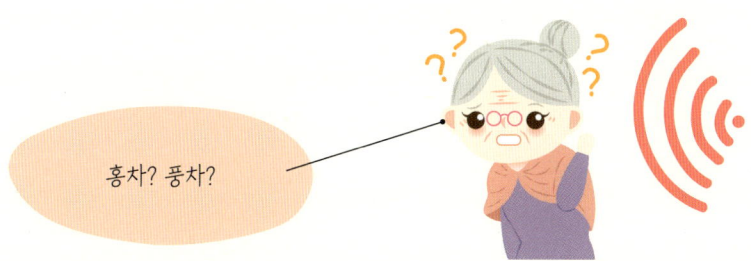

• 노화성 난청의 원인

노화성 난청의 발병 원인에는 유전, 지속적인 소음 노출, 흡연, 음주 등 환경적인 요인도 있지만, 역시 가장 큰 요인은 '나이 듦'이다. 우리가 세월을 피해 갈 수 없듯, 노화성 난청도 피해 갈 방법이 마땅히 없다는 것이다.

그러나 노화성 난청을 당연하게 받아들여서는 안 된다. 난청을 방치할 경우 계속 증상이 악화되고, 나중에는 보청기를 착용해도 증상이 개선되지 않을 수 있기 때문이다.

**노화성 난청 원인**
- 달팽이관·청신경의 노화
- 흡연, 음주
- 가족력, 유전
- 기계음·소음 등 시끄러운 환경의 장시간 노출
- 고혈압, 당뇨 등 만성질환
- 지속적인 소음·기계음에 노출
- 이뇨제, 아스피린, 아미노글리코사이드 계통 항생제 등 귀에 독성을 일으킬 수 있는 약물 복용

• '치매' 위험성 높이는 노화성 난청

전 세계적으로 약 4,400만 명의 치매 환자가 있는 것으로 추산되는 가운데 노화성 난청이 특히 기억력 등 인지기능 저하를 주요 증상으로 하는 치매 위험을 2~5배 이상 높인다는 연구결과가 있다. 난청 탓에 잘 듣지 못하면 인지기능이 떨어져 치매 발생 위험이 높아진다는 것이다. 난청이 뇌의 기억 기능을 담당하는 해마의

시냅스(신경세포 접합 부위) 손상 위험도를 높이기 때문인데, 실제 난청 환자의 뇌를 검사해 보면 청력 자극이 감소해 건강한 사람보다 뇌가 위축된 것으로 나타난다. 노화성 난청을 어쩔 수 없는 노화현상으로 치부하지 말고, 적극적으로 치료해야 하는 이유이기도 하다.

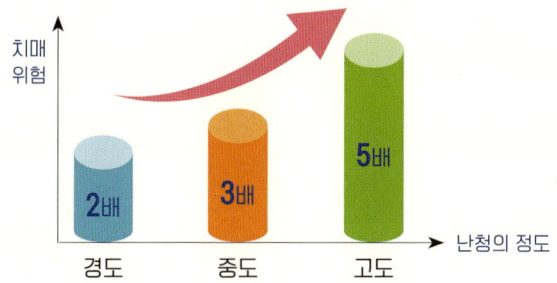

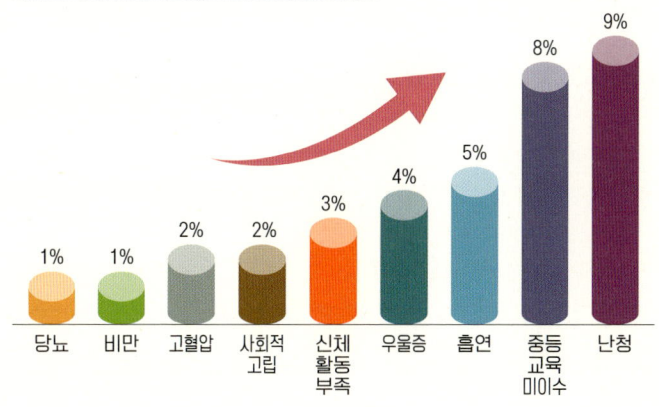

### • '낙상' 발생 위험도를 높이는 노화성 난청

노인에게 낙상은 골절을 동반할 수 있으므로 매우 위험하다. 경도의 난청이 있는 경우라도 정상인에 비해 3배 이상 증가되며 10dB의 청력이 감소될 때마다 낙상의 위험도가 140%씩 증가한다는 보고가 있다.

### • 노화성 난청의 치료 & 관리

노안으로 눈이 잘 안 보일 때 안경을 착용하는 것처럼, 노화성 난청은 보청기 착용으로 불편함을 줄일 수 있다. 아울러 평소 난청이 악화되지 않게 생활습관에 신경을 쓰는 것도 중요하다.

#### 노화성 난청 악화 막는 생활습관
- 55세 이후에는 매년 한 번씩 청력검사를 받는다.
- 흡연·간접흡연·알코올을 피한다.
- 청력에 영향을 주는 고혈압·당뇨병 등 만성질환을 잘 관리한다.
- 너무 시끄러운 소리에 오래 노출되지 않는다.
- 머리를 다치지 않게 조심한다.

#### 노화성 난청 있는 사람과의 대화법
- 되도록 서로 얼굴을 마주 보고 대화한다.
- 조용한 곳에서 한 글자씩 또박또박 말한다.
- 너무 큰 소리로 말하면 더 이해하기 힘들 수 있다.
- 말의 한 구절이 끝나면 잠시 멈추고, 이해할 시간을 준다.
- 잘 이해하지 못하면 좀 더 일상적이고, 쉬운 단어로 다시 말한다.
- 보청기에 적응 중이라면, 조용한 곳에서 한 명씩 대화한다.
- 대화 내용에 집중할 수 있도록 TV 등 주변 소음을 없앤다.

## (2) 소음성 난청

'젊은이들의 난청'이라고 할 수 있는 소음성 난청은 너무 큰 소리가 달팽이관에 전달된 후 청신경 세포가 망가져서 발생되는 난청이다. 과거에는 소음이 심한 작업장에서 장시간 일하던 근로자에게 많이 나타났지만 최근에는 뚜렷한 소음 노출 경험이 없는 젊은 층에서 발생률이 늘고 있다.

국민건강보험공단 통계 등을 보면 소음성 난청으로 진단받은 환자 중 30대 이하가 약 38%를 차지하는데, 이는 '60대 이상에서 17%' 보다 두 배 이상 높은 수치이다. 즉 난청을 노인에게 많이 나타나는 노화성 귀 질환으로 생각하지만, 젊은 층에서도 결코 안심할 수 없는 질환이 된 것이다.

### • 소음성 난청의 원인

소음이 심한 곳에 오랫동안 노출되면 소음성 난청이 발생한다. 특히 젊은 층의 경우 장시간 큰 볼륨으로 이어폰·헤드폰을 사용하거나 클럽·공연장 등에서 큰 소음에 자주 노출되면서 난청이 발생할 확률이 높다.

가장 주된 원인은 단연 스마트폰, 휴대용 음향기기 등을 이어폰으로 크게 장시간 사용하는 것이 꼽힌다. 특히 일상적으로 지하철·버스 같은 대중교통을 이용하면서 이어폰·헤드폰으로 과도하게 큰 소리의 음악을 듣는 습관이 큰 영향을 준다.

지하철·버스 내부나 지하철 플랫폼에서 발생하는 소음은 80~90dB(데시벨)로 매우 심한 편이다. 대중교통 이용 시 스마트 기기의 소리를 들으려면 80~90dB보다 더 크게 음량을 높여야 한다는 계산이 나온다. 결국 귀가 오랫동안 자동차 경적 소리와 비슷한 90~100dB의 강한 소음에 노출되면서 소음성 난청 위험도가 올라갈 수 밖에 없다.

**소음성 난청 일으키는 소리 크기 (dB · 데시벨)**
- 90dB 이상 소음 : 하루 8시간 이상 지속 노출
- 105dB 이상 소음 : 하루 1시간 이상 지속 노출

### · '소음성 난청' 치료 & 관리

난청과 이명은 서로 연결고리를 갖고 있는데, 난청과 이명에 영향을 주는 요소 중 하나가 소음이다. 난청이 심해질수록 이명이 생기는 경우가 많아진다. (단, 이명이 있다고 반드시 난청이 발생하지는 않는다.)

따라서 큰 소리에 자주 노출되지 않도록 주의하고, 귀에 지속적으로 부담을 주는 소음은 피해야 한다. 단순히 이어폰·헤드폰을 사용해도 볼륨이 너무 크지 않으면 많은 영향을 주지 않으므로 불가피하게 이어폰·헤드폰을 착용해야 한다면, 가급적 볼륨을 절반 이내로 작게 하는 것이 좋다.

### ✚ 귀마개 사용

사격이나 음악 공연장과 같은 큰 소리나 소음이 지속되는 환경에서 귀마개를 착용할 경우, 귀로 들어오는 소음을 줄임으로써 청력을 보호할 수 있다. 연구에 따르면 귀마개를 사용할 경우 사용하지 않는 군에 비해 청력 상실과 이명 예방효과가 약 5배에 달하는 것으로 확인됐다. 네덜란드 유트레히트대학 메디컬 센터 윌코 그롤만 박사팀이 2016년 미국의학협회지(JAMA) 이비인후과·두경부외과(Otolaryngology-Head & Neck Surgery)에 게재한 논문에 따르면 귀마개를 사용한 경우 18dB 이상의 소음 감소 효과가 있어 시끄러운 소리에 노출됐을 때 발생하는 일시적인 청력 상실과 이명 발생률이 4~5배 낮아졌음을 알 수 있다.

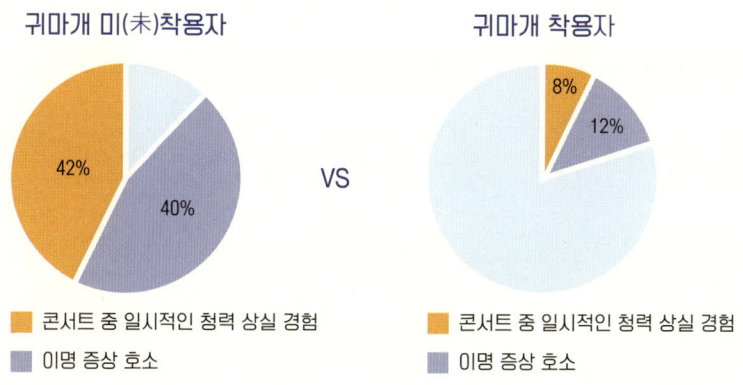

**윌코 그롤만 박사팀의 귀마개 효과 연구**
- 평균 연령 27세 성인 51명 연구
- 야외 콘서트에서 25명은 귀마개를 착용하고, 26명은 착용하지 않음
- 표준 청력 테스트로 콘서트 전후 4.5시간 동안 청력 측정

귀마개 미(未)착용자: 42% 콘서트 중 일시적인 청력 상실 경험, 40% 이명 증상 호소

VS

귀마개 착용자: 8% 콘서트 중 일시적인 청력 상실 경험, 12% 이명 증상 호소

### (3) 돌발성 난청

"어? 갑자기 소리가 잘 안 들리네!"

잘 들리던 소리가 어느 날 갑자기 작게 들리거나 안 들린다면 '돌발성 난청'을 의심해 볼 수 있다. 돌발성 난청은 증상 발생 후 며칠 내에 치료받지 않으면 청력이 정상으로 돌아오지 않는 경우가 많아 특히 주의해야 한다.

대개 겨울이나 연말에 환자가 늘어난다. 정확한 원인은 아직 규명되지 않았지만 감기·독감의 원인인 바이러스 감염과 송년 모임 탓에 피로와 스트레스가 증가하는 것과 관련된 것으로 알려졌다.

#### • 돌발성 난청의 증상

돌발성 난청은 주로 한 쪽 귀에 발생하는데 10명 중 1명꼴로 양쪽 귀에 발생하기도 하며, 갑자기 귀가 먹먹해지면서 익숙한 소리가 이상하게 들린다. 귀가 꽉 막힌 듯한 느낌을 받거나 전화 통화를 할 때 좌우의 귀에서 소리 크기가 다르게 들리기도 한다.

대개 50·60대에 가장 많이 발생하지만, 최근 이어폰 등 소음 노출과 스트레스 요인이 증가하면서 젊은 층 환자도 늘고 있는 추세이다.

### 돌발성 난청의 주요 증상

- 주로 한 쪽 귀에 발생
- 10명 중 1명 정도는 양쪽 귀에 발생
- 갑자기 귀가 먹먹해지면서 익숙한 소리가 이상하게 들림
- 소리가 잘 들리지 않음
- 며칠 동안 귀가 꽉 막힌 듯한 느낌
- 왼쪽·오른쪽 귀를 번갈아가면서 전화 통화를 할 때 소리 크기가 다르게 들림
- 잠자리에 들기 전의 청력과 깼을 때 청력에 차이가 있음
- 듣는 소리가 울리는 이명과 현기증·구역질 동반
- 거의 소리를 들을 수 없는 심한 난청도 발생할 수 있음

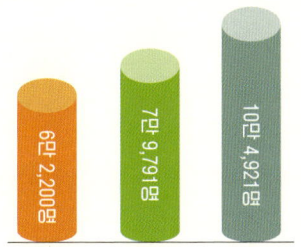

**돌발성 난청 환자 증가 현황**

- 2013년: 6만 2,200명
- 2017년: 7만 9,791명
- 2021년: 10만 4,921명

(출처: 건강보험심사평가원)

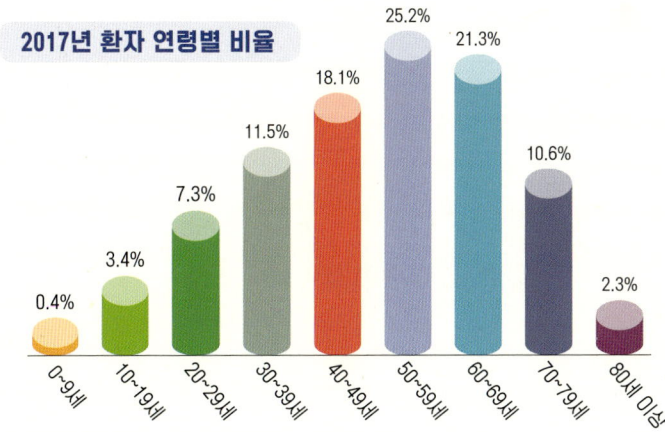

**2017년 환자 연령별 비율**

- 0~9세: 0.4%
- 10~19세: 3.4%
- 20~29세: 7.3%
- 30~39세: 11.5%
- 40~49세: 18.1%
- 50~59세: 25.2%
- 60~69세: 21.3%
- 70~79세: 10.6%
- 80세 이상: 2.3%

• 돌발성 난청의 원인

돌발성 난청의 원인은 아직 정확하게 밝혀지지 않았다. 현재까지 알려진 바에 따르면 바이러스 감염을 비롯해 소음 노출, 귓속 혈관 문제 등이 청각신경을 손상시키거나 달팽이관의 혈관을 갑자기 좁게 만들어서 나타나는 것으로 생각된다.

**돌발성 난청의 주요 원인**
① **바이러스** : 감기, 독감, 대상포진, 홍역, 볼거리 등에 따른 감염
② **혈관 문제** : 귓속 내이의 혈류 장애 및 혈관 염증 등 혈관 문제
③ **기타** : 피로, 스트레스, 소음 노출, 뇌졸중, 자가면역질환, 다발성경화증, 청신경종양, 이(耳) 독성 약물 등

• '돌발성 난청', 빠른 치료가 필요한 이유

돌발성 난청은 신속하게 치료받아야 청력이 회복될 수 있는 응급질환이다. 발병 2~3일 이내에 치료에 들어갈 경우 약 70%의 환자가 정상 청력을 되찾고, 발병 2주 후에 치료할 경우 청력 회복률은 30% 미만으로 떨어진다. 만약 3개월 이상 증상을 방치할 경우 청력을 잃을 수도 있으므로, 증상이 나타나는 즉시 이비인후과를 찾도록 해야 한다.

**돌발성 난청 치료 시점에 따른 청력 회복**
● 발병 2~3일 내 치료 : 환자의 약 70% 청력 거의 회복
● 발병 2주 후 치료 : 청력 회복률 30% 미만
● 3개월 이상 지속되면 청력 잃을 수도 있음

• '돌발성 난청' 치료 & 관리

돌발성 난청은 예방과 조기 치료가 중요하다. 특히 귀가 소음에 많이 노출되거나 피로·스트레스가 지속된 후에는 휴식과 안정을 취하는 것이 좋다. 이어폰·헤드폰은 장시간 사용을 피하고, 볼륨은 최대치의 50~60% 이하로 유지하는 것이 좋다. 노래방이나 클럽 등 시끄러운 곳은 피하고 공연장 등에서는 스피커 근처에 가지 않는 것이 좋다. 증세가 나타나면, 즉시 병원을 찾아 진단을 받고, 치료 후에도 청력이 회복되지 않는다면 보청기 착용이나 인공와우이식술이 필요할 수 있다.

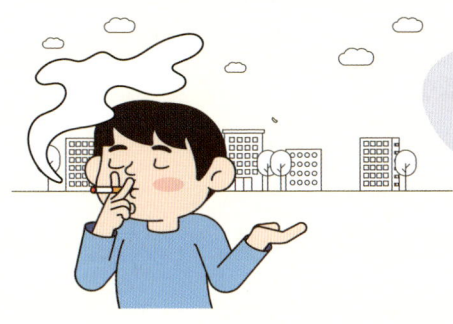

담배·알코올은 청각기관의 혈액순환을 방해해 돌발성 난청을 일으킬 수 있다

**돌발성 난청 치료법**
- 스테로이드 약물
- 고실내 스테로이드 주사
- 혈액순환개선제
- 혈관확장제
- 보청기 착용
- 인공와우이식술

### (4) 일측성 난청

사람의 신체 기관은 대부분 좌우 한 쌍으로 이뤄져 있어, 한쪽에 문제가 생기면 바로잡을 때까지 반대쪽으로 기능을 수행할 수 있다. 하지만 당장 큰 불편함이 없다고 문제를 방치하면 건강한 반대편 신체에도 비슷한 문제가 발생하고, 치료에 어려움이 따르게 된다. 한쪽 귀의 청력이 떨어진 '일측성 난청' 역시 마찬가지이다.

일측성 난청은 한쪽 귀의 청력이 떨어져서 잘 들리지 않는 상태이다. 일측성 난청은 소리를 잘 못 듣는 것 이외에도 다양한 문제를 도미노처럼 일으킨다. 소리의 방향 인지가 어려워 사고 위험이 높아질 수 있고, 소음 상황에서 잘 듣지 못해 학습능력이 낮아지거나, 잘 듣지 못한다는 위축감으로 사회성에도 문제가 생긴다. 이런 상황이 반복되면 자칫 고립감과 우울증으로 발전할 수 있다는 보고도 있다.

- **일측성 난청의 증상**

한쪽 귀의 소리가 잘 들리지 않거나, '삐~' 하는 이상한 소리가 들리고 귀가 먹먹해지는 증상이 있다면, 일측성 난청이 아닌지 확인해 보는 것이 좋다.

### • 일측성 난청을 적극 치료해야 하는 이유

일측성 난청 환자는 반대편 귀를 사용하면서 증상을 방치하기 쉽다. 그러나 주변에 소음이 있는 경우 잘 듣지 못해 대화 중 놓치는 말들이 많아져 심한 스트레스로 이어질 수 있다. 또한 소리가 어느 쪽에서 들리는지 방향을 정확히 인지하지 못하면서 사고 발생의 위험도도 올라간다. 시간이 흐르면서 건강한 반대편 귀의 청력이 떨어질 경우 그 불편감은 두 배로 진행된다.

일측성 난청 증상이 시작됐다면, 조기에 진단과 치료를 받음으로써 반대편 귀의 건강도 지킬 수 있다는 사실을 기억해야 한다.

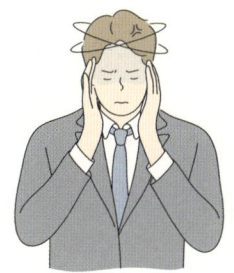

한쪽 귀의 소리가 잘 들리지 않거나
귀가 먹먹해지거나…
'삐~' 소리가 들린다면
일측성 난청을 의심하자

### • 일측성 난청의 원인

일측성 난청은 선천적으로 한쪽 청력에 장애를 갖고 태어나거나, 돌발성 난청, 중이염 등 다른 귀 질환으로 인해 후천적으로 발생하기도 한다.

• 일측성 난청의 치료 & 관리

몇 년 전만 해도 일측성 난청의 불편함을 대수롭지 않게 생각해 특별한 치료법도 없었다. 하지만 최근에는 의료기술의 발달로 비수술적 또는 수술적 방법을 이용해 일측성 난청 환자들의 청각 재활이 가능해졌다.

일측성 난청이 있는 경우 가장 좋은 치료법은 난청이 있는 귀를 수술적 치료로 잘 들을 수 있게 하는 것이다. 특히 일측성 난청이라도 신경기능이 살아있는 '전음성 난청'이라면 많은 경우 수술 치료가 가능하다.

반면에 수술이 불가능한 경우라도 안 들리는 귀 쪽으로 들어오는 소리를 잘 들리는 귀로 옮겨서 들을 수 있는 크로스 보청기, 골도 보청기 등으로 치료할 수 있다.

**일측성 난청 치료법**

① 크로스(CROS) 보청기
무선통신 기능을 활용해 난청이 있는 귀 쪽으로 들어오는 소리를 건강한 귀로 실시간 전달해 주는 특수 보청기

② 골도 보청기 이식
머리뼈의 진동을 통해 소리를 듣게 하는 수술

③ 인공와우 이식
달팽이관 속에 인공와우를 이식해서 청력을 회복시키는 수술

 난청, 이게 궁금해요!

### Q1. 난청, 대부분 노인들에게 나타나죠?

**A. YES!**
70세 이상에서는 50%가 넘는 비율로 대화할 때 어려움을 느끼며 30% 이상에서는 보청기 착용이 필요한 것으로 보고됩니다. 그러나 지속적인 소음 노출 환경과 이어폰 사용 등의 증가로 인해 난청 환자 연령이 점차 낮아지고 있습니다. 통계에 따르면 45세 이상의 약 4%가 청각장애를 경험한다고 합니다. 더 이상 난청을 노화에 따른 질환으로만 분류해서는 안 되며 치료에 대한 인식을 개선해야 합니다.

### Q2. 이어폰 사용을 하지 않는다면, 걱정하지 않아도 되나요?

**A.** 젊은 난청에 영향을 주는 요인은 장시간의 이어폰 사용 외에도 △과도한 스트레스 등에 따른 돌발성 난청 △스킨스쿠버 등 스포츠에 따른 청력손상 등 다양합니다. 따라서 평소 과도한 피로나 스트레스에 주의하고 청각 기관에 과도한 부담을 줄 수 있는 활동을 자제하는 것이 좋습니다.

### Q3. '소음'의 기준을 어떻게 판단하나요?

**A.** 일상적인 대화 소리 크기는 50~60dB입니다. 이론적으로 90dB 이상 소음에 하루 8시간 이상, 105dB 이상 소음에 하루 1시간 이상 지속적으로 노출되면 소음성 난청이 발생합니다.

**다양한 종류의 소리 크기**
- 평소 대화 : 50~60dB
- 진공청소기 : 70dB
- 버스 : 85dB
- 지하철 내부 플랫폼 : 85~95dB
- 극장·공연장 : 100dB
- 이어폰·헤드폰 : 110dB

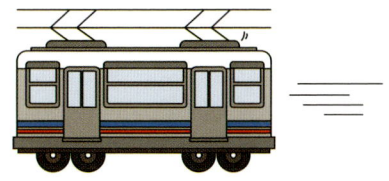

난청의 종류

## 선천성 신생아 난청

태아가 엄마 뱃속에 있을 때부터 또는 출생 과정에서 생기는 선천성 질환은 신체장애, 지적장애, 발달장애 등 다양한 건강 문제를 일으킬 수 있다. 그런데 선천성 질환 중 난청을 부르는 청각장애가 있다는 사실에 대해 아는 사람은 많지 않다.

그러나 통계로만 봐도 신생아 1000명 당 1~3명에게서 청각장애가 발생한다. 수치에서 알 수 있듯이 청각장애가 신생아에게서 가장 많이 발생하는 장애임에도 불구하고, 외부로 나타나지 않는 질환의 특성 때문에 그 중요성이 잘 알려지지 않은 것이다.

선천적인 청각장애는 아이가 정상적으로 교육을 받는데 걸림돌이 되는 것은 물론 사회적·경제적으로 큰 부담을 부른다. 청각장애아 한 명을 고등교육하는데 약 42만 달러가 필요하며, 평생 사회가 부담해야 할 비용은 약 100만 달러에 이른다는 외국의 분석도 있다.

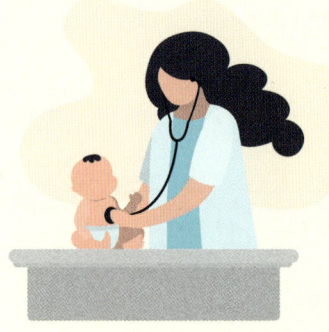

선천성 난청은 적절한 치료 시기를 놓치면 평생 청각·언어 장애를 안고 살아야 할 수 있으므로 무엇보다 조기 발견에 주의를 기울일 필요가 있다.

### • 선천성 신생아 난청의 원인

신생아 난청의 약 50%는 유전적인 요인으로 발생하는데, 특히 어려서 듣지 못하거나 20~40대 때 원인이 불명확하게 양쪽 귀가 잘 들리지 않으면 유전성 난청을 의심할 수 있다. 선천성 신생아 난청의 원인은 '비유전적 요인'과 '유전적 요인'이 대략 절반씩 차지한다.

| 유전적 요인(50%) | 비유전적 요인(50%) |

### (1) 유전적 요인

사람의 염색체는 23쌍, 46개로 돼 있다. 이 중 마지막 한 쌍, 즉 2개의 염색체(X, Y)에 의해 남녀 성별이 정해진다. 모든 염색체는 언제나 쌍을 이루며 부모로부터 한 개씩 받는다. 염색체는 이중나선 구조로 이뤄진 핵산으로 형성돼 있어 매우 안정적인데, 그럼에도 불구하고 잘못된 유전자로 유전 질환이 발생하는 이유를 크게 두 가지로 설명할 수 있다.

첫 번째는 유전자의 어느 특정 부위가 쉽게 돌연변이를 일으키기 때문이다. 학술적으로는 'Hot Spot 돌연변이'라고 한다. 즉 유전적으로 안정돼 있지 못한 '뜨거운 부분'이라는 의미이다.

유전자는 수많은 염기로 이뤄져 있으며, 이 염기는 A·C·G·T의

네 가지 알파벳으로 표기한다. 예를 들어 이 네 가지 염기 중 같은 종류가 반복되는 경우(GGG 또는 CCC 등)에는 유전자가 복사되는 과정에서 동일한 문자가 쉽게 추가되거나 빠지는 상황이 발생한다. 즉 'G'가 하나 추가돼 'GGGG'가 되거나 'C'가 빠져서 'CC'가 되는 경우이다. 수억 개의 염기 서열 중 한두 개가 더하거나 빠지는 것이 무슨 큰일이냐고 반문할 수 있지만, 그 뒤로 순차적으로 밀리거나 당겨지는 상황이 발생하면서 유전자의 본래 기능을 잃고 전혀 다른 기능의 유전자로 변하는 문제가 초래된다.

이런 이유로 'Hot Spot 돌연변이'는 인종이나 지역에 큰 차이 없이 모든 인간, 모든 지역에서 유사한 원리로 나타난다.

두 번째는 한 사람의 조상으로부터 발생한 돌연변이가 후손에게 내려오는 것이다. 'Founder(조상) 효과'라고 부르는 이 현상은 멀고 먼 조상으로부터 시작된 돌연변이가 아버지·아들·손자·증손자 등을 통해 점차 널리 퍼지게 된다.

이 'Founder 효과'는 인종·지역에 따라 고유하게 특징적으로 차이가 나며, 돌연변이 형태로 자신의 조상을 거꾸로 추적해서 얼마나 오래전에 발생한 돌연변이인지, 연대 추정도 가능하다.

미국 같은 다민족이 함께 사는 국가에서는 유럽인의 후손과 남미 또는 아시아인의 후손에게서 발생하는 돌연변이 형태가 판이하게 다른 것을 알 수 있다.

국내에서 발견되는 유전성 난청의 원인이 되는 돌연변이도 몽골에서 시작해, 중국을 거쳐 우리나라 그리고 일본으로 전달된 것을 보면 몽골 인종의 이동과 동일한 분포를 갖는 것을 알 수 있다.

유전 질환을 이해하는 데 도움이 되는 또 다른 내용에는 '근친결혼'과 '병목 현상'이 있다. 동남아시아 국가 중 인도·파키스탄 등에서는 사촌처럼 가까운 친족 간에 이뤄지는 근친결혼이 관습화돼 있다. 그런데 이들 나라에서는 마을에 따라 절반에 가까운 사람들이 청각장애인인 경우도 있다. 근친 간의 결혼으로 열성 유전성 난청이 쉽게 발생하기 때문이다. 중세기 때 유럽의 왕족을 보면 정신 질환이나 유전 질환이 많았던 것을 알 수 있다. 왕족 간에 근친결혼이 성행하면서 나타난 현상이다. 반면 우리나라는 예전부터 근친결혼을 아주 엄격히 금지해 왔다.

병목 현상은 근친결혼과는 다른 특수한 상황이다. 많은 인구가 갑작스럽게 적은 수로 줄어들고, 얼마 남지 않은 사람들 사이에서 존재하던 유전 질환이 퍼진 후 다시 인구가 증가해, 그 민족 고유의 질병이 된 경우다.

유대 민족에게서 이러한 병목 현상의 전형적인 예를 찾을 수 있다. 제2차 세계대전 당시 유대인 학살로 짧은 기간에 유대인 수가 급감했는데, 전쟁 이후 살아남은 소수의 유대인들끼리 결혼하면서 유대인 고유의 유전 질환이 발생한 것이다. 그러나 유대인들은 여기서 그치지 않고 유전 질환에 대한 연구에 전념, 현재는 유전학 연구 분야에서 앞서가는 국가가 되었다.

유전성 난청은 동반 증상에 따라 '증후군성 난청'과 '비증후군성 난청' 두 가지로 분류된다. 증후군성 난청은 난청 외에 신체 다른 부위의 이상을 동반하고, 비증후군성 난청은 난청만 있는 경우다. 유전성 난청의 대부분은 청각장애만 보이는 비증후군성 난청이다. 비증후군성 난청은 다시 유전 형태에 따라 크게 우성(20%)과 열성(80%)으로 구분할 수 있다.

**선천성 난청의 유전적 요인**

| 유전적 요인(50%) | | 비유전적 요인(50%) |
|---|---|---|
| 증후군성 난청(30%) | 비증후군성 난청(70%) | |
| • Alport, Norrie<br>• Pendred, Usher<br>• Waardenburg<br>• Branchio-Oto-Renal<br>• Jervell and Lange-Nielsen | • 우성(~20%)<br>• 열성(~80%)<br>• X-염색체 연관(<1%)<br>• 미토콘드리아(<1%) | |

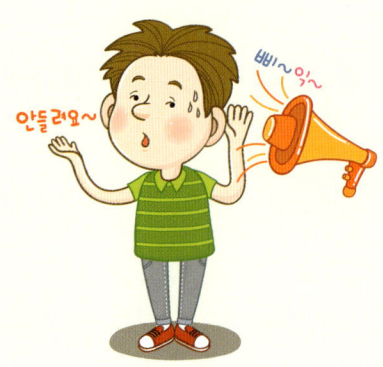

① 우성 유전성 난청

우성 유전성 난청은 양쪽 부모 중 한쪽 부모에게만 난청이 있는 경우라도 자식에게 난청이 나타날 수 있으며, 그 확률은 약 50%이다. 우성 난청은 다음과 같은 몇 가지 특징이 있다.

첫째, 언어 습득 후 청각장애가 점진적으로 진행되면서 나타나는 것이다. "우리 집은 가는 귀가 일찍 어두워지는 집안이야"라고 말하는 경우라면 우성 유전성 난청을 의심할 수 있다. 즉, 태어날 때와 어려서는 정상적인 청각이지만 이르면 10대 후반, 늦어도 30대 초부터 청각이 떨어져서 가는 귀가 먹게 된다. 정도가 약하면 일상생활에 약간의 불편을 느끼는 정도에 그치지만 증상이 심하면 보청기 착용이 필요하다.

자동차를 생각하면 이 현상을 좀 더 쉽게 이해할 수 있다. 자동차가 똑바로 가려면 두 개의 앞바퀴에 같은 공기 압력이 필요하다. 그런데 만약 한 쪽 바퀴에 아주 작은 펑크가 생겨 바람이 조금씩 샌다고 가정해 보자. 처음에는 이 사실을 잘 모르다가 차츰 공기가 빠지면서 핸들이 한쪽으로 쏠려 똑바로 갈 수 없게 된다. 유전자 역시 마찬가지이다. 두 개의 쌍을 이루고 있는 유전자 중 한쪽 유전자가 약할 경우 점차 난청이 진행되게 된다.

둘째, 청각장애가 모든 세대에 걸쳐서 가족 중 몇 명에게 나타나는 특징을 보인다. 할아버지, 아버지, 본인, 그리고 자식 대에 걸쳐서 한두 명은 청각장애가 발생한다. 이 같은 경우를 '수직적으로 전파된다'고 표현한다. 청각장애 원인이 되는 유전자가 한쪽이라도 있으면 난청이 발생하기 때문이다.

셋째, 청각장애가 나타날 확률(자식에게 전달될 수 있는 확률)은 2분의 1이다. 우성 난청은 열성 유전성 난청과 달리(열성의 경우 두 개의 염색체에 모두 이상이 있어야 나타남) 두 개의 염색체 가운데 난청 유전자를 갖고 있는 부모로부터 한 개의 유전만 받아도 난청이 발생한다.

우성 난청은 전체 유전성 난청 중 약 20%를 차지한다. 예전에는 중년이 되면서 난청이 생기면 단순히 귀가 일찍 어두워지는 집안 내력으로 여겼지만, 많은 경우에서 우성 유전성 난청에 해당할 확률이 높다.

② 열성 유전성 난청

열성 유전성 난청의 경우 부모가 모두 정상적인 청력을 갖고 있는데도 불구하고 자식에게서 난청이 나타날 수 있다. 때문에 청각장애 발생을 예측하기 어렵다. "우리 집안에는 듣지 못하는 사람이 전혀 없는데 어찌 된 일인지 모르겠다"라고 하는 경우가 여기에 해당한다. 열성 난청은 출생 때부터 나타나며, 그 정도가 심해 조기 진단 및 적극적인 청각재활치료를 받지 않으면 대다수에서 언어장애가 동반돼 정상적인 사회생활이 어렵다.

## (2) 비유전적 요인

신생아 난청을 부르는 비유전적인 요인에는 ①신생아 집중치료실(인큐베이터) 치료경력 ②뇌막염 ③선천성 감염 등이 있다.

**신생아 난청의 비유전적 요인**

| 유전적 요인(50%) | 비유전적 요인(50%) |
|---|---|
| | • 이독성 약물(특정 항생제)<br>• 뇌막염<br>• 감염 : 박테리아, 바이러스(홍역, 볼거리, 루벨라) |

### ① 신생아 집중치료실(인큐베이터) 치료경력

신생아 집중치료실에서 입원 치료를 받는 신생아는 난청 위험도가 정상 출생아에 비해 월등히 높다. 전체 신생아 난청 중에서도 약 50%를 차지한다. 이는 신생아가 집중치료를 받는 과정에서 △이독성 약물 투여 △저산소증 △신생아 황달 등이 영향을 미치기 때문이다.

### △이독성 약물 투여

신생아 중환자실에 입원한 미숙아의 경우 세균 감염 가능성이 높다. 때문에 아미노글리코사이드(aminoglycoside) 계통의 항생제 및 이뇨제 등 이독성이 있는 약물 치료가 불가피한 경우가 많다.

그러나 이러한 약물 치료 후에 난청이 올 수 있는 확률이 높아지므로 각별히 주의를 기울여야 한다. 임신부 역시 임신 초기(6~7주)에 같은 약제의 사용을 주의해야 한다.

### △저산소증

미숙아는 대부분 무호흡증·청색증 등의 영향 때문에 뇌에 충분한 산소가 공급되지 않는다. 결국 저산소증의 합병증으로 뇌 및 청각신경 기능이 떨어져 난청이 나타날 수 있다. 난산에 따른 청색증도 청각장애 발생에 영향을 준다.

### △신생아 황달

황달은 신생아에게 흔하게 나타나는 증상 중 하나이다. 하지만 정도가 심한 황달은 뇌신경과 청각중추신경에 빌리루빈이라는 물질을 침착시켜 신경 손상을 부르고, 난청을 유발한다. 이런 이유로 황달 치료 후에는 반드시 청각검사를 통한 확인이 필요하다.

### ② 뇌막염

뇌막염은 유·소아 감염 중 가장 주된 청각장애 원인으로 주요 감염균은 인플루엔자균과 폐렴구균이다. 예방백신으로 감염을 막아야 하며, 만약 감염됐다면 청각 변화를 주의 깊게 관찰해야 한다. 또한 뇌막염으로 달팽이관 조직이 딱딱해지는 골화현상이 빠르게 진행되는 경우가 많아 청각장애가 심하다면(70dB 이상)

필요에 따라 조기에 인공와우이식수술을 받아야 한다.

### ③ 선천성 감염

난청을 부르는 주요 선천성 감염에는 △선천성 거대세포(CMV) 바이러스 감염 △선천성 홍역·풍진·루벨라 바이러스 감염이 있다.

#### △선천성 거대세포(CMV) 바이러스 감염

선천성 거대세포 바이러스는 모체로부터 받을 수 있는 가장 흔한 바이러스다. 바이러스를 갖고 있는 모체는 아무런 증상이 없어 모르고 지나치기 쉽기 때문에 임신 전 감염 여부를 확인하는 것이 중요하다.

이 바이러스에 감염된 아이의 5~20%가 고도 난청으로 진행되므로, 주의 깊은 청각검사가 필요하다.

#### △선천성 홍역·풍진·루벨라 바이러스 감염

선천성 홍역·풍진·루벨라 바이러스 감염은 예방백신 접종이 활성화되면서 현저히 감소하고 있다. 하지만 산모의 바이러스 감염은 태아에게 감염돼 난청을 유발할 수 있다. 특히 루벨라 감염은 70~90%가 고도 난청을 유발한다.

### 유·소아에게 청각장애를 일으킬 수 있는 위험 인자

**출생~생후 28일**
- 아동기에 감각신경성 난청에 대한 가족력이 있는 경우
- 출생 시 두개안면부의 기형이 있는 경우
- 최소 48시간 이상 신생아집중치료실(NICU)의
  입원을 요하는 상태이거나 질병이 있는 경우
- 감각신경성 혹은 전음성 난청을 유발할 수 있는
  증후군이나 관련 신체적 특징이 있는 경우
- 임신 중 자궁 내 감염이 있는 경우
  (톡소플라스마, 풍진, 선천성 거대세포 바이러스, 포진 등)

**생후 29일~24개월**
- 아동기 청력손실에 대한 가족력이 있는 경우
- 감각신경성 혹은 전음성 난청, 이관 기능의 비정상을
  유발할 수 있는 증후군이나 관련 신체적 특징이 있는 경우
- 두개외상
- 뇌막염 등 감각신경성 난청과 관련된 출산 후 감염
- 톡소플라스마, 풍진, 선천성 거대세포 바이러스, 포진, 매독 등
  자궁 내 감염
- 교환수혈을 요하는 고빌리루빈혈증, 인공호흡기·산소공급이
  필요한 폐 질환 등 주의해야 할 신생아 상태
- 신경섬유종증, 골화석증, Usher's 증후군 등 진행성
  청력 손실과 관련된 증후군
- Hunter's 증후군 등 신경병변성장애 또는 Friedreich's 실조증 등
  감각운동성 신경병증
- 최소 3개월 동안 삼출성 중이염이 지속하거나 재발한 경우

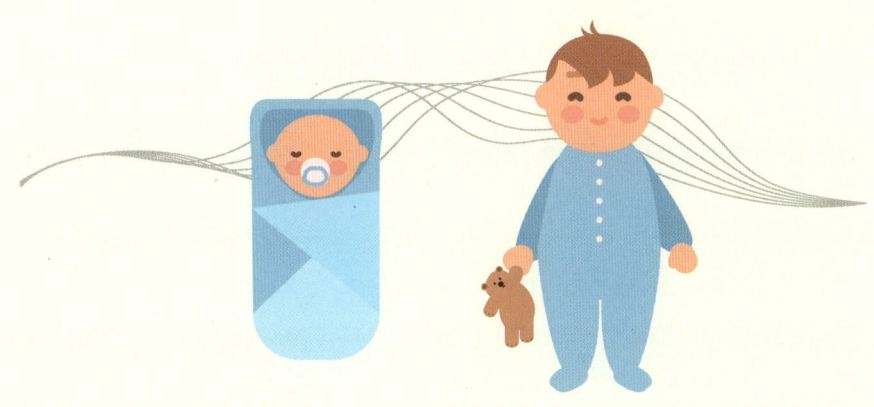

신생아 1,000명 당 1~3명에게서 청각장애가
발생하지만 외부로 나타나지 않는 질환의 특성 때문에
그 중요성이 잘 알려지지 않고 있다.

 **선천성 난청, 이게 궁금해요!**

## Q1. 부모의 청각장애, 무조건 아이에게 유전되나요?

A. 부모가 모두 청각장애를 가졌다고 해서 아이가 반드시 청각장애를 가지고 태어나는 것은 아닙니다. 부부의 난청 원인이 서로 다르거나(비유전과 유전), 부부 모두 유전성 난청이어도 원인 유전자가 서로 다를 경우에는 정상 청각을 가진 아이가 출생합니다. 그러나 동일한 유전자가 잘못된 부부, 예를 들어 부부 모두 *PDS 돌연변이*로 인한 청각장애인인 경우 모두 청각장애인 아이가 출생합니다. 청각장애 부모에게서 태어난 정상 청각 아이가 방치되면 자칫 언어 발달지체를 초래할 수 있습니다. 때문에 가까운 친척들이 일찍부터 듣고 말하는 교육에 관심을 가져야 합니다. (*PDS 돌연변이: 60p 참고)

### 유전성 난청 특징

| 우성 난청 | 열성 난청 |
|---|---|
| 유전성 난청의 20% | 유전성 난청의 80% |
| 수직적으로 전달(부자) | 수평적으로 발생(형제, 사촌) |
| 남녀 구별 없음 | 남녀 구별 없음 |
| 부모 중 한 명은 난청 | 부모 모두 정상 |
| 50% 확률로 유전 | 25% 확률로 유전 |
| 출생 시 정상 | 출생 시부터 심한 난청 |
| 점점 청력이 나빠짐 | 처음부터 심하게 나쁨 |
| 언어장애가 별로 없음 | 언어장애가 심함 |

## Q2. 신생아의 청력검사, 언제·어떻게 하나요?

A. 신생아들은 출생 직후 반드시 청각검사가 필요합니다. 이미 미국에서는 1990년 로드아일랜드주에서 최초로 모든 신생아를 대상으로 청각검사가 시행됐으며, 1993년 미국국립보건원(NIH)이 '출생 3개월 이내 모든 신생아에게 난청선별검사를 권장한다'라고 발표함에 따라 미국의 대다수 주에서 신생아에게 청각검사가 시행되고 있습니다.

신생아 청각장애는 눈에 띄는 질환이 아니기 때문에 주의하지 않으면 두 돌이 지날 때까지 부모나 가족도 모르고 지내기 쉽습니다. 그러나 이 시기는 언어나 지각 발달에 매우 중요한 기간이므로 청각장애 유무를 조기에 발견하는 것이 중요합니다.

신생아를 대상으로 하는 청각검사방법에는 '이음향방사 검사법'과 '청성뇌간유발반응 검사법'이 있습니다. 이음향방사 검사법은 신생아의 귓구멍에 소리자극을 주고 내이의 청신경세포 움직임을 측정하는 검사입니다. 매우 간단하고, 짧은 시간에 시행할 수 있어서 선별검사로 많이 이용되고 있습니다. 청성뇌간유발반응 검사법은 아이를 잠들게 한 뒤 귀에 소리자극을 주고 청신경과 뇌가 반응하는지 검사하는 방법입니다. 현재 국내에서도 모든 신생아를 대상으로 청력검사를 시행 중입니다.

### 신생아 청각검사법

- **이음향방사 검사법** : 신생아의 귓구멍에 소리자극을 주고 내이의 청신경세포 움직임 측정
- **청성뇌간유발반응 검사법** : 아이를 잠들게 한 뒤 귀에 소리자극을 주고 청신경과 뇌의 반응 검사

### 소리이비인후과 유전성 난청 클리닉은...

원인 불명 난청의 유전자 검사와 함께 △가족 중에 청각장애인이 있는 경우 △자녀 중에 난청이 있는 경우 △결혼을 앞둔 예비부부 등에게 전문적인 유전 상담을 진행하고 있습니다.

이 같은 청각검사로 조기에 난청이 발견된 유아는 약 1~3개월 간격으로 난청 정도를 재확인하고, 3~6개월부터 이에 따른 적절한 청각재활이 필요합니다.

조기에 시작한 청각재활훈련은 뇌의 청각중추를 자극해 언어발달을 유도하고, 후에 인공와우이식수술이 필요한 경우 더 나은 결과를 기대할 수 있습니다.

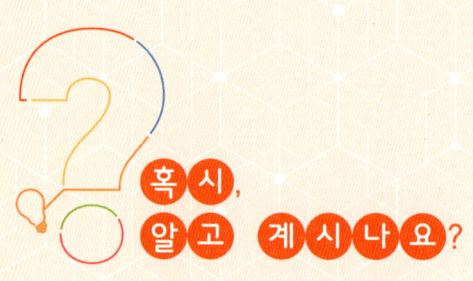

## 유전성 난청 연구 선도하는 소리이비인후과

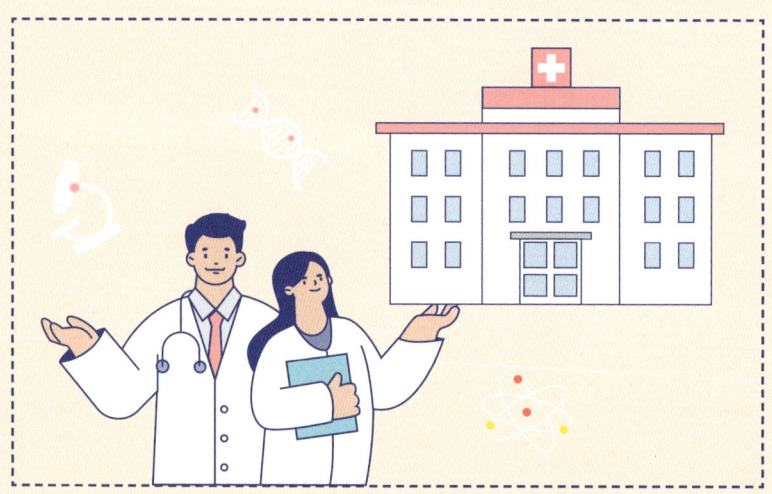

한국인에게 청각장애를 일으키는 것으로 알려진 8개의 열성·우성 난청 유전자는 모두 소리이비인후과 의료진이 발견해 학계에 보고된 것입니다. 또한 소리이비인후과 의료진은 우리나라를 포함 아시아인의 유전적 난청 원인도 찾았습니다.

### "소리이비인후과, 국내 최초 'GJB2 유전자' 발견"

국내에서 최초로 발견된 열성 난청 유전자는 GJB2입니다. 이는 소리이비인후과 의료진이 찾아냈는데요, 이 유전자는 처음에 지중해 연안의 유럽에서 확인됐으며, 현재 백인종에게 발견되는 유전성 난청 원인 유전자의 약 50%를 차지합니다.

유전자 중에서도 상당히 작은 크기에 속하는 GJB2는 달팽이관 속에서 세포와 세포 사이의 막인 세포간극에서 통로를 구성하는 단백질을 만듭니다. 이 통로를 통해 전기의 흐름이 이뤄지기 때문에 잘못될 경우 출생하면서부터 심한 청각장애를 보입니다.

한국에서 원인을 알 수 없는 청각장애인 100명 중 5명 정도는 이 같은 GJB2 유전자 결함에 따른 청각장애인입니다. 정상 청각을 가진 사람도 이 유전자의 결함을 지니고 있는 경우(반쪽만 나쁜 경우)가 있는데, 이를 보인자라고 부릅니다.

한국인에게는 100명 중 1명의 확률로 GJB2 유전자 보인자가 있으며, 부부가 모두 보인자인 경우 자녀를 출산하면 4분의 1 확률로 청각장애가 있습니다.

백인들 간에는 이 유전자에 따른 난청 발생률이 높기 때문에 결혼 전 이 유전자의 이상 여부를 검사하는 경우도 있지만, 한국에서는 아직 유전자 검사에 대한 인식이나 현실적인 여건이 마련돼 있지 않습니다.

유전자 검사는 청각장애인에게 유용한 검사입니다. 난청 유전자 검사에 대한 이해와 여건이 마련돼야 하는 이유입니다.

### "PDS, 한국에 제일 흔한 난청 유전자"

한국 사람에게 유전성 난청을 일으키는 두 번째 유전자는 PDS 입니다. 이 유전자는 약 110년 전인 1896년, 갑상선이 커지고 난청이 있는 두 형제에게서 발견됐고, 발견자의 이름을 따서 펜드레드 증후군이라는 병명이 붙여졌습니다. 유럽 국가에서는 인구 1만 명 당 한 명의 비율로 발생하며, 선천성 난청 환자의 10%가 이 질환 때문입니다.

이후 100년 뒤인 1996년, 사람의 7번 염색체에 위치하는 PDS 유전자 이상이 원인인 것을 알게 됐습니다. 이 경우 귓속의 뼈가 넓어지며(전정도수관 확장증) 종종 갑상선 비대가 생기기도 합니다.

한국 사람에게는 60명 중 한 명이 보인자를 갖고 있으며, 대략 선천성 난청 환자의 10명 중 한 명은 PDS 유전자 이상이 원인입니다. 또 정상적으로 결혼한 3,600쌍 중 한 쌍에서 펜드레드 증후군에 따른 난청아를 출생할 수 있다는 것을 예측할 수 있어 사회적인 관심이 필요합니다.

## 소리이비인후과, 유전성 난청 주요 연구 업적

1. 2000년 한국 최초로 GJB2 유전자 돌연변이로 인한 난청 가족 논문 학계 보고
2. 2003년 한국과 아시아인종간의 SLC26A4 유전자 돌연변이 발견 및 유병률 논문 학계 보고
3. 2003년 한국인에게서 발견된 GJB2 유전자가 몽골인종으로부터 인함을 논문 학계 보고
4. 2004년 한국인에게서 흔히 발견되는 SLC26A4 유전자 돌연변이 형태 논문 학계 보고
5. 2006년 KID증후군으로 인한 난청에 대한 연구 논문 학계 보고
6. 2007년 한국인의 특정적인 SLC26A4 유전자 돌연변이의 기능적인 연구분석 논문 학계 보고
7. 2008년 우성 난청유전자 KCNQ4, DFNA5, POU4F3 대한이비인후과학회 발표
8. 2009년 우성 난청유전자 TECTA, COCH 대한이비인후과학회 발표
9. 2009년 한국인이에게서 최초로 DFNA5 유전자에 의한 우성 난청 유전에 관한 논문 학계 보고
10. 2010년 우성 난청유전자 MYO6 대한이비인후과학회 발표
11. 한국인의 유전성 난청 '새로운 열성 유전자 CHD23, MYO15A' 제17차 대한이비인후과학회 종합학술대회 발표

## 관련 논문

한국을 비롯한 아시아 전체의 유전성 난청에 관한 대표적 연구 논문(370회 이상 인용)

### ORIGINAL ARTICLE

# Origins and frequencies of SLC26A4 (PDS) mutations in east and south Asians: global implications for the epidemiology of deafness

H-J Park, S Shaukat, X-Z Liu, S H Hahn, S Naz, M Ghosh, H-N Kim, S-K Moon, S Abe, K Tukamoto, S Riazuddin, M Kabra, R Erdenetungalag, J Radnaabazar, S Khan, A Pandya, S-I Usami, W E Nance, E R Wilcox, S Riazuddin, A J Griffith

*J Med Genet* 2003;40:242–248

Recessive mutations of SLC26A4 (PDS) are a common cause of Pendred syndrome and non-syndromic deafness in western populations. Although south and east Asia contain nearly one half of the global population, the origins and frequencies of SLC26A4 mutations in these regions are unknown. We PCR amplified and sequenced seven exons of SLC26A4 to detect selected mutations in 274 deaf probands from Korea, China, and Mongolia. A total of nine different mutations of SLC26A4 were detected among 15 (5.5%) of the 274 probands. Five mutations were novel and the other four had seldom, if ever, been identified outside east Asia. To identify mutations in south Asians, 212 Pakistani and 106 Indian families with three or more affected offspring of consanguineous matings were analysed for cosegregation of recessive deafness with short tandem repeat markers linked to SLC26A4. All 21 SLC26A4 exons were PCR amplified and sequenced in families segregating SLC26A4 linked deafness. Eleven mutant alleles of SLC26A4 were identified among 17 (5.4%) of the 318 families, and all 11 alleles were novel. SLC26A4 linked haplotypes on chromosomes with recurrent mutations were consistent with founder effects. Our observation of a diverse allelic series unique to each ethnic group indicates that mutational events at SLC26A4 are common and account for approximately 5% of recessive deafness in south Asians and other populations.

Approximately one half of childhood hearing loss is thought to have a genetic aetiology, the majority of which is non-syndromic and not associated with abnormalities of other organ systems. Estimates from clinical and epidemiological studies suggest that 80–85% of hereditary, non-syndromic, prelingual deafness is autosomal recessive, 15% is autosomal dominant, and a few percent is inherited as an X linked trait or via matrilineal transmission.[1] There are at least 30 distinct genetic loci (known as DFNB loci) at which mutations can cause non-syndromic recessive deafness (NSRD).[2] In the absence of syndromic features to guide genetic diagnosis, efficient molecular diagnosis requires a detailed knowledge of the distribution of mutant alleles at specific loci for individual populations.

Recessive mutations of the SLC26A4 (PDS) gene on chromosome 7q can cause sensorineural deafness with goitre (Pendred syndrome, OMIM 274600) or NSRD without goitre (at the DFNB4 locus, OMIM 600791). These mutations disrupt in vitro transmembrane anion/base exchange activity of the SLC26A4 polypeptide, pendrin.[3] Pendrin is expressed in non-sensory epithelia of the inner ear,[4] thyroid follicocytes,[5] renal cortical collecting ducts,[6,7] placental trophoblasts,[8] and uterine endometrium.[9] In vivo, pendrin is likely to mediate iodide transport across the apical membrane of thyroid follicocytes[5] and bicarbonate secretion by intercalated cells of renal cortical collecting ducts,[7] but its critical transport substrate(s) in the inner ear has not been defined.[10]

Both DFNB4 and Pendred syndrome phenotypes are associated with enlargement of the vestibular aqueduct (EVA) as detected by radiological imaging of the temporal bones.[11] It is unknown whether the occurrence of goitre is attributable to the underlying SLC26A4 genotype, to modifying genetic or environmental factors, or to a combination of these mechanisms. Moreover, deaf subjects may have goitre that is unrelated to Pendred syndrome,[12] although these phenocopies can often be distinguished with a perchlorate discharge test. Fraser[13] used this text to estimate that Pendred syndrome accounts for 5.6–7.8% of hereditary deafness, but it is now clear that molecular genetic diagnostic techniques can provide a more accurate estimate of the prevalence of SLC26A4 deafness.

Most published studies of SLC26A4 mutations have dealt with western populations.[1–14] There are only a few reported cases from Asia[15,16] with no estimates of mutation or phenotype frequencies in deaf Asian populations. The epidemiology of SLC26A4 deafness may vary among Asian and western populations, as has already been reported for recessive GJB2 (Cx26) mutations at the DFNB1 locus.[17] Up to 50% of NSRD is associated with GJB2 mutations in some western populations,[18] whereas GJB2 mutations only account for 5% of deafness in Korea[19] and 20–30% in Japan.[20,21] Since Asia contains approximately one half of the global population,[22] the origins and frequencies of SLC26A4 mutations among its populations have important implications for a global understanding of the genetic epidemiology of deafness.

### MATERIALS AND METHODS

#### Subjects

Approval for this study was obtained from institutional review boards (IRBs) at the National Institutes of Health (NINDS/NIDCD joint IRB), Medical College of Virginia (Western IRB), Ajou University (Suwon, Korea), Shinshu University School of Medicine (Matsumoto, Japan), Hirosaki University School of Medicine (Japan), All-India Institute of Medical Sciences (Delhi, India), and the Centre of Excellence in Molecular Biology (Lahore, Pakistan). Informed consent was obtained for all participants.

The east Asian study subjects included one large Korean family (K-87) segregating severe to profound prelingual deafness, and 92 Korean, 86 Chinese, and 195 Mongolian

혹시, 알고 계시나요? 63

64  소리, 잘 들어야 잘 산다

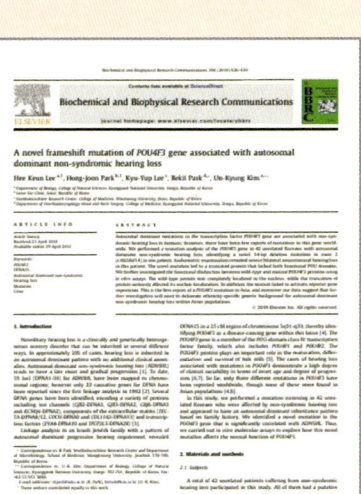
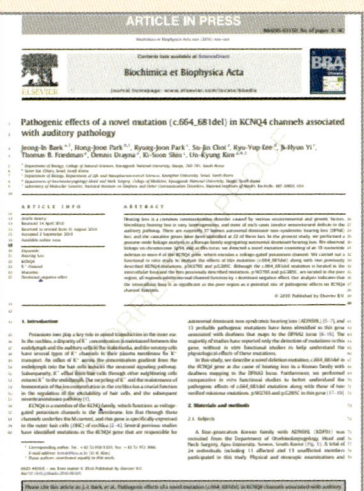
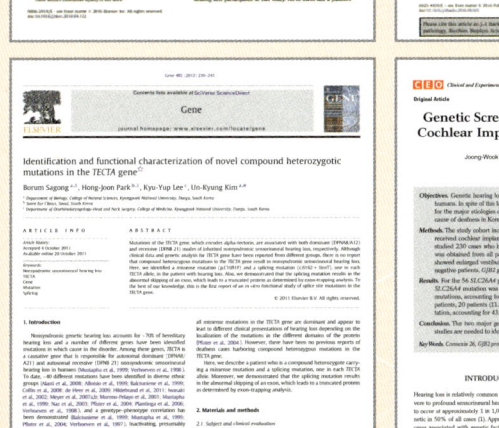

혹시, 알고 계시나요? 65

# 5
# 난청을 부르는 귀 질환

## (1) 중이염 & 만성 중이염

• 중이염이란?

중이(中耳)는 귓속 고막과 달팽이관 사이를 가리키며, 이곳에 염증이 생긴 것을 중이염이라고 한다. 어린이에게 흔히 나타나는 세균성 감염 중 가장 흔한 질환이다.

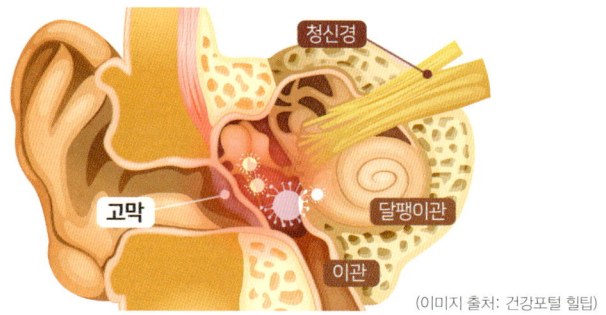

(이미지 출처: 건강포털 힐팁)

중이염 발병 부위

건강보험심사평가원 통계에 따르면 중이염으로 치료 받은 요양급여비용총액의 46.5%를 9세 이하 어린이가 차지하며 19세 이하 청소년까지 포함하면 50%가 넘는다고 한다. 중이염 환자 2명 중 1명이 어린이인 것이다.

중이염이 제대로 치료되지 않아서 만성화되면 난청 등 다른 문제가 생겨 아이의 성장에 부정적인 영향을 준다.

• 중이염 발생 원인

중이염 등 귀 감염은 주로 세균·바이러스에 의해 발생하는데, 감염의 영향으로 고막 뒤에 체액이 축적되고 염증이 생긴다. 이외에도 중이염은 감기 등 호흡기 질환, 귀와 코를 연결하는 이관의 기능장애, 간접흡연 등으로도 발생한다. 어린이는 3세가 될 때까지 6명 중 5명이 적어도 한 번의 귀 감염을 경험하는 것으로 보고된다. 그만큼 중이염 등 귀 감염은 아이들이 병원을 찾는 가장 흔한 원인이다.

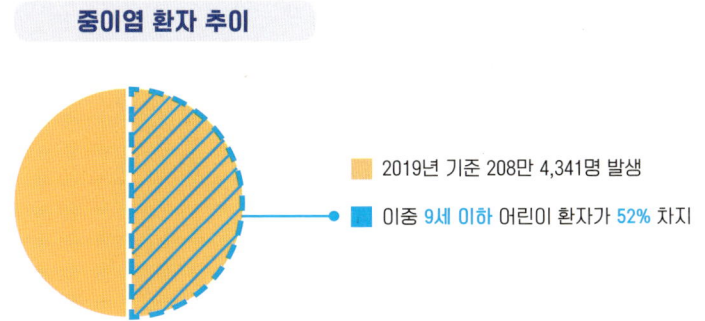

• **어린이가 성인보다 중이염에 취약한 이유**

어린이가 성인보다 귀 감염에 취약한 이유는 첫째, 아직 미성숙한 아이들은 귓속 이관이 상대적으로 짧고 수평이어서 세균·바이러스에 잘 노출되기 때문이다. 둘째, 어린이의 면역 체계가 미완성된 상태라는 점이다. 때문에 세균과 바이러스에 잘 대응하지 못해 중이염에 걸릴 가능성이 높다.

**소아와 성인의 이관 모양 차이**

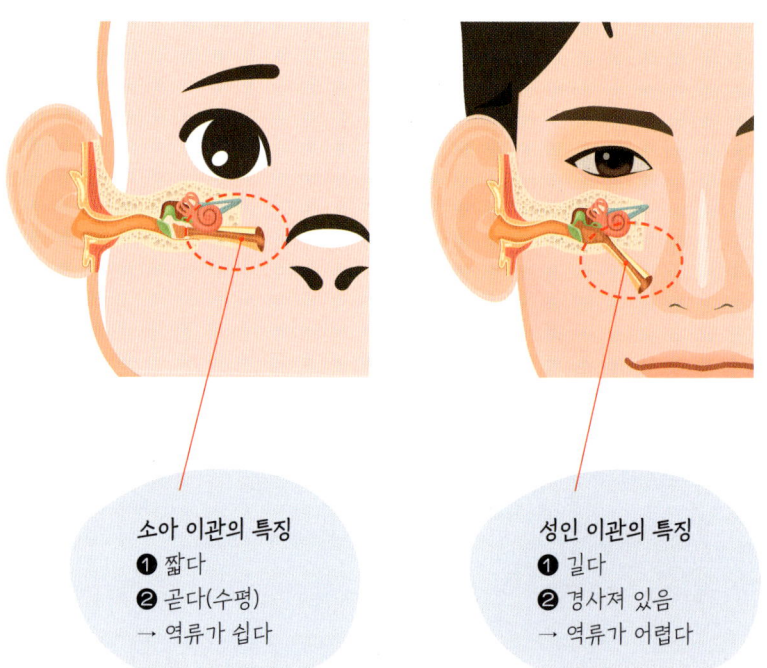

소아 이관의 특징
❶ 짧다
❷ 곧다(수평)
→ 역류가 쉽다

성인 이관의 특징
❶ 길다
❷ 경사져 있음
→ 역류가 어렵다

• 우리 아이 중이염 의심 증상

중이염은 아이들이 말하는 방법을 배우기 전부터 발생할 수 있다. 따라서 우리 아이가 "귀가 아파요"라고 말할 만한 나이가 되지 않았다면 행동 특징을 관찰함으로써 중이염 여부를 파악해야 한다.

**아이의 중이염 행동 특징**
- 귀를 계속 만지고 잡아당긴다
- 평소와 달리 소란스럽고, 잘 운다
- 누울 때도 귀 통증이 생겨 잠들기 힘들어한다
- 발열이 있다
- 귀에서 체액(분비물)이 흘러나온다
- 조용한 소리를 듣거나 반응하는 데 문제가 있다
- 균형을 잘 잡지 못하고 무언가를 하는 행동이 서투른 것 같다
- 음식을 빨거나 씹을 때 귀 통증이 발생해서 잘 먹지 못한다
- TV 소리를 키우거나 크게 말한다
- 어린이집·유치원에서 집중을 못 한다

• 중이염 재발 잦을 때 치료 & 관리

중이염 등 귀 감염은 한 번 발생하면 1년에 5~6회 재발하기도 한다. 중이염이 계속 재발하고 항생제가 도움이 되지 않는 삼출성 중이염의 경우 고막에 작은 환기 튜브를 삽입하는 수술이 필요할 수 있다.

환기 튜브 삽입은 귓속 공기 흐름을 개선하고 중이 안쪽에 체액이 고이는 것을 막는다. 보통 삽입한 튜브는 6~9개월 동안 체액이 빠질 때까지 관찰하며 유지한다. 반복되는 삼출성 중이염으로

환기 튜브를 넣는 경우 아이의 상태에 따라 아데노이드 제거를 고려할 수 있다.

### 우리 아이 중이염 줄이기 위해

- 독감, 폐렴구균 백신을 접종한다
- 감염의 통로인 손을 자주 씻는다
- 귀 감염 위험을 높이는 간접흡연에 노출시키지 않는다
- 아기가 낮잠을 자거나 밤에 잘 때 젖병을 물린 채로 재우지 않는다
- 감기 등 감염 증상이 있는 아이들과 함께 시간을 보내지 않는다

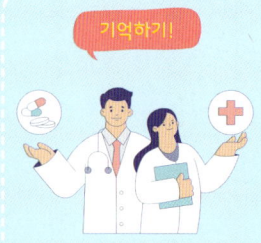

기억하기!

**"항생제는 의사의 처방에 따라 복용하세요!"**

항생제를 며칠 동안 복용하면 증상이 나아진 것처럼 보일 수 있으나, 귀에서 감염이 완전히 제거되지는 않은 경우가 많습니다. 항생제 복용을 너무 빨리 중단하면 귀 감염이 재발할 수 있으므로 복용의 지속 및 중단 여부는 의사의 정확히 판단 하에 결정해야 합니다.

※참고 자료 : 미국국립보건원(NIH)

• 만성 중이염이란?

　중이염은 가장 흔한 소아 감염질환 중 하나로, 감기에 걸렸을 때 중이염도 있다는 진단을 많이 받기 때문에 대수롭지 않게 여기는 경우가 많다. 그러나 중이염이 치료되지 않고 3개월 이상 이어지면 '만성 중이염'으로 발전할 수 있다. 만성 중이염으로 악화되면 중이 점막세포의 염증으로 점액이 과다 분비되거나 농축되어 점점 더 감염에 취약해지고, 중이염이 호전될 듯했다가 다시 악화되는 상태가 반복되며 점차 심해진다.

　만성 중이염은 크게 고막 뒤에 물이 차는 '삼출성 중이염'과 고막에 구멍이 뚫리는 '천공성 만성 중이염', 고막 안쪽에 진주 모양의 종양이 생기는 '진주종성 중이염'으로 구분한다.

만성 중이염의 구분
1. 삼출성 중이염
2. 천공성 만성 중이염
3. 진주종성 중이염

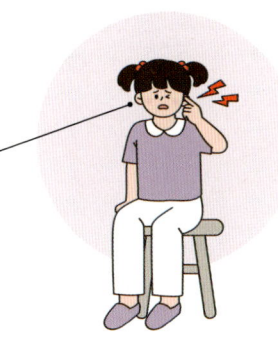

천공성 만성 중이염이 생기면 난청은 물론 이명 등 후유증이 발생할 수 있으므로 주의를 요한다.

진주종성 중이염은 중이에서 진주종 같은 비정상적인 조직이 자라면서 주변 뼈를 녹이고 뇌막염, 어지럼증, 안면마비 같은 심각한 합병증이 발생할 뿐 아니라 수술 후에도 재발의 위험성이 증가하므로 발견 즉시 빠른 치료에 들어가야 한다.

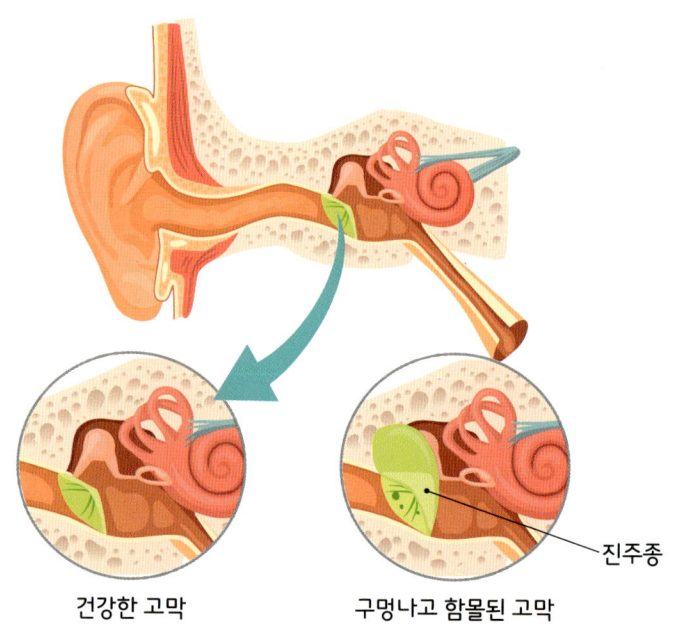

진주종성 중이염

건강한 고막 　　　구멍나고 함몰된 고막　　진주종

### • 만성 중이염 증상

만성 중이염은 반복적인 염증 때문에 귓속 조직이 지속적으로 손상받아서 다양한 문제를 일으킨다. 어린이에게 가장 흔한 중이염은 고막 뒤 중이에 물이 차는 삼출성 중이염이며, 다른 형태의 만성 중이염은 귓속 조직을 야금야금 손상시켜서 여러 증상을 일으킨다. 고막이 점차 얇아지다가 천공이 생기거나, 염증 탓에 귓물(이루)이 발생한다. 결국 청력이 떨어져서 난청으로 이어지고 이명과 어지럼증도 발생할 수 있다. 특히 아이에게 만성중이염이 있는 경우 난청에 따른 언어·인지 기능의 발달도 방해를 받을 수 있다.

#### 만성 중이염 증상
- 귀가 막힌 듯이 먹먹해서 소리가 잘 안 들린다
- 소리가 멀리서 들리는 것 같고, 울린다
- TV 볼륨은 크게 해야 소리가 잘 들린다
- 통증 없이 귀에서 고름이나 물 같은 것이 나온다
- 심장이 뛰는 소리가 들리는 듯한 박동성 이명이 있기도 하다
- 어지럼증과 안면신경마비가 나타나기도 한다
- 뇌막염 등 염증이 뇌 쪽으로 번지면 심한 두통이 발생한다

### • 만성 중이염의 예방 & 치료

현재까지 중이염을 예방하는 확실한 방법은 없다. 중이염 위험을 높이는 감기 같은 감염질환에 걸리지 않게 위생관리를 잘 하고, 간접흡연을 피하는 것이 중이염을 피하는 길이다. 또한 중이염으로 진단받으면 만성 중이염으로 진행되지 않게 잘 치료받는 것이 중요하다.

발달기의 어린이들이 중이염이 있을 때 난청과 어지럼증을 호소하는 경우 적극적인 치료 및 수술을 통해 중이염 상태가 지속되지 않도록 해야 한다.

### ✚ 만성 중이염의 수술 치료

중이염이 지속되면 상기도 감염 치료를 위한 약물 복용이 우선이지만, 중이 삼출액이 계속 남아 있는 경우 환기관 삽입술을 시행해 염증 분비물을 배농시키고, 중이 점막을 환기시켜야 한다.

그럼에도 중이염이 지속돼 만성 중이염으로 발전되면 고막 천공이나 합병증을 막기 위한 수술이 필요하다. 증상이 심한 만성 중이염은 치료제 등 보존적인 방법으로 치료되지 않기 때문이다.

만성 중이염 수술법으로는 중이 조직의 염증을 제거하고, 고막을 재생하는 '유양동 삭개술'과 '고실 성형술'이 대표적이다.

(☞ 83p '귀' 수술의 모든 것 中 ❺고실 성형술, ❻유양동 삭개술 참고)

### 중이염 발병에 영향 주는 요인
- 세균·바이러스 감염
- 감기, 인후염, 상기도 감염 등 호흡기 질환
- 간접흡연
- 이관 기능장애

## (2) 이경화증

뼈는 몸을 지탱하고 뇌·장기 등 주요 신체 기관을 보호하는 중요한 역할을 한다. 귓속에도 뼈가 있다. 바로 소리의 전달 과정에 중요한 역할을 하는 '이소골'이라는 뼈다. 이소골은 귀에 들어온 소리를 증폭 시켜서 달팽이관에 전달하는 중간 정거장 역할을 한다.

이소골은 고막에 가까운 순서대로 △추골 △침골 △등골 등 세 개의 뼈로 구성된다. 이소골 사이의 연결 부위가 딱딱해지는 경우가 발생하는데 특히 달팽이관에 가장 가까운 '등골'에서 가장 빈번하며 이것을 '이경화증'이라고 한다.

이경화증이 생기면 소리 전달에 이상이 생기고 난청과 이명으로 이어질 수 있다.

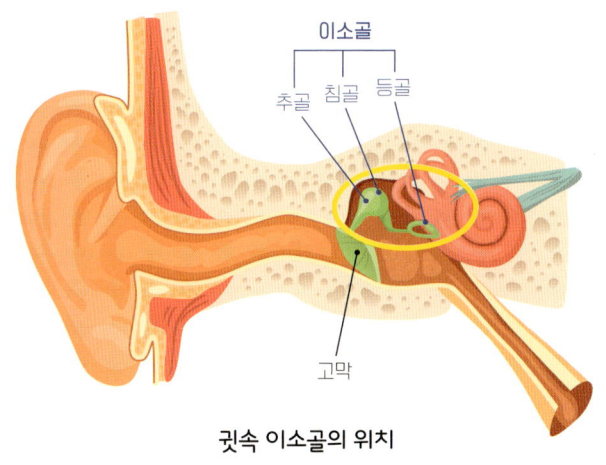

귓속 이소골의 위치

### • 이경화증의 증상

이경화증 탓에 나타나는 주요 증상은 난청이다. 이경화증으로 인해 등골이 진동을 못하면서 소리가 중이에서 내이로 이동하는데 문제가 생겨 '전음성 난청'이 생기는 것이다.

이경화증 난청은 처음에는 저음이나 귓속말을 잘 듣지 못하면서 점차 진행되고, 한쪽 귀에 생긴 난청이 점차 다른 쪽 귀도 발생할 수 있다. 이경화증에 따른 양측 난청 비율은 약 80%에 이른다.

이경화증은 20·30대 젊은 사람들에게 진행성 청각장애를 일으키는 흔한 원인 중 하나이며, 여성 환자가 남성보다 2배 이상 많은 것으로 보고되고 있다.

### • 이경화증의 원인

이소골의 등골이 비정상적으로 증식하고 딱딱해지는 이유는 아직 명확하게 밝혀지지 않았다. 현재까지는 바이러스 감염, 내이를 둘러싼 뼈조직의 스트레스 골절, 면역 장애 등과 관련된 것으로 생각되고 있으며, 유전적 성향을 보이는 경우도 있다.

### • 이경화증 진단 & 치료

이경화증은 우선 이경화증과 동일한 증상을 일으킬 수 있는 다른 건강 문제를 배제하고 청력 검사와 컴퓨터단층촬영(CT)을 통해 진단하게 된다.

이경화증을 치료하는 효과적인 약물은 없다. 경미한 이경화증은 보청기로 치료를 시도하지만 대부분 수술이 필요하다. 이경화증을 치료하는 수술은 등골절개술이다. 이를 통해 비정상적으로 굳어버린 귓속뼈에 구멍을 내고 이식물(피스톤 와이어)을 넣는다.

### ✚ 이경화증 근본 치료법 '등골절개술'

등골절개술은 부분 혹은 전신 마취 후 귓구멍으로 진행하는데, 귓구멍이 좁은 경우 귀 뒤쪽을 절개해 진행된다. 이소골 상태와 등골 움직임을 확인한 후 등골이 굳어서 움직이지 않으면 레이저를 사용해 등골에 구멍을 뚫는다. 이후 이식물을 이용해서 침골과 등골의 구멍을 연결한 뒤 등골의 구멍을 환자 본인의 지방 등으로 막으면 수술이 마무리된다. 수술 종료 전, 청력이 좋아졌는지 확인할 수 있다.

(☞ 89p '귀' 수술의 모든 것 中 ❹ 등골절개술 참고)

**등골절개술의 치료 효과**
- 심한 난청도 거의 정상적으로 소리를 들을 수 있다
- 환자 10명 중 9명에서 청력이 많이 개선된다
- 100명 중 1명은 청력이 다시 떨어지는 경우도 있다

※ 참고 자료 : 미국국립보건원(NIH)

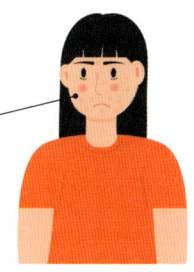

바이러스 감염, 내이 주변 뼈조직의 골절, 면역 장애, 유전 등이 이경화증의 원인이 될 수 있어…

# 6
# '귀' 수술의 모든 것

### (1) 고막·중이염 수술

고막은 직경 약 9mm, 두께 0.1mm의 얇은 원뿔 모양의 막으로 외이도와 중이 사이에 있다. 고막은 중이의 방어벽 역할을 하며 외부에서 물, 먼지 등 이물질이 귓속 깊이 들어오는 것을 막는다. 또한 음파를 진동시켜 이소골에 소리를 전달하는 중요한 역할을 한다.

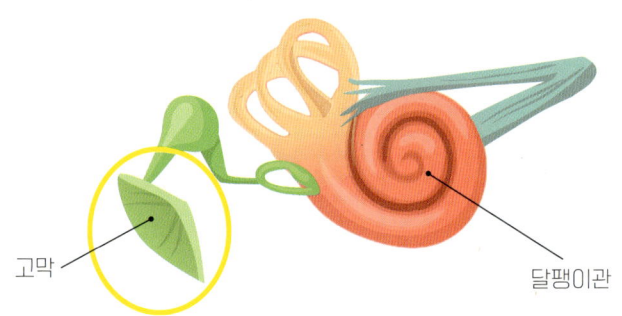

고막은 주위 상태에 따라 안팎으로 움직이는데, 정상 범위를 벗어나서 크게 움직일 경우 통증을 느끼게 된다. 고막 안쪽인 중이에는 중이강이라고 하는 공기로 가득 찬 공간이 있으며, 기압의 변화에 따라 중이 속에 있는 공기 부피가 늘었다 줄었다하며 고막도 영향을 받게 된다.

### 고막의 특징
- 원뿔 모양의 막
- 직경 약 9mm, 두께 약 0.1mm
- 외이도와 중이 사이에 위치
- 소리 자극을 받아서 달팽이관까지 전달
- 중이에 유입되는 이물질을 막는 방어벽

그런데 아주 얇은 고막은 갑자기 큰 압력을 받거나 외상을 입으면 터지거나 구멍이 생길 수 있다. 예를 들어 뺨을 맞거나 귀를 부딪히면서 외부에서 들어온 기압이 100mmHg 이상으로 상승하는 경우에도 구멍이 생길 수 있고 스쿠버 다이빙이나 비행기를 탑승해도 영향을 받을 수 있다. 면봉이나 귀이개로 고막을 심하게 다루는 경우에도 찢어지거나 터질 수 있다. 급·만성 중이염 같은 염증성 질환이 있어도 마찬가지이다. 이처럼 여러 가지 이유로 고막에 손상이 생겨 발생하는 구멍을 고막 천공이라고 한다.

고막에 천공이 생길 경우 소리가 잘 전달되지 않아 청력이 떨어지고, 반복되는 염증으로 귀에서 이루(귀물)가 생긴다. 이는 결국 난청 등으로 이어질 수 있기 때문에 빠른 치료가 중요하다.

고막이 터진 것으로 의심되면 바로 이비인후과 전문의를 찾아야 한다. 특히 의료진을 만날 때까지 염증이 생기지 않도록 깨끗한 솜으로 귀를 막아 귀 안으로 물이 들어가지 않게 하고, 귀에 압력이 가해지지 않도록 귀를 두드리거나 코를 세게 풀지 않고, 처방 없이 약을 귀에 넣거나 바르지 않아야 한다.

### 고막 천공 증상
- 대부분 일상적인 대화는 가능
- 난청
- 귀 충만감
- 이명
- 외상으로 발생할 경우 통증·출혈 동반

### 고막 천공 예방법
- 귀에 물이 들어갔다고 면봉이나 귀이개로 무리하게 귀를 파지 않는다.
- 감기에 걸렸을 때 코를 너무 세게 풀지 않는다.
- 스쿠버다이빙처럼 깊은 물속으로 들어갈 경우 입을 다물고 숨을 내뱉는 발살바법(valsalva) 등을 이용해 고막에 과도한 압력이 가해지지 않도록 주의한다.
- 귀의 통증, 청력 저하 등이 나타나면 빨리 정확한 진단과 치료를 받는다.

### 고막 터지면 피해야할 행동
- 귀 두드리기
- 코 세게 풀기
- 처방 없이 귀에 약을 넣거나 바르기

고막 천공이 최근에 갑자기 발생했다면, 현미경을 통해 고막 위에 얇은 종이 패치(Patch)를 얹어 고막의 재생을 도울 수도 있다.

하지만 고막 천공이 2~3달 이상 지속됐을 경우 수술이 필요하다. 외림프액 누출, 내이 손상 의심, 이소골 연쇄 이상 등이 있어도 수술이 필요하다. 급성 중이염에 따른 고막 천공은 대부분 천공의 크기가 작아, 중이 속 염증이나 감염이 좋아지면 천공이 저절로 막히는 경우도 있다. 그러나 만성 중이염으로 인한 고막 천공은 자연 치유되는 경우가 드물기 때문에 대부분 수술이 필요하다.

• **수술 전 진료 및 검사**

의사는 수술 전 환자의 귀 상태를 확인하기 위해 청력검사, 평형기능(어지럼증) 검사, 컴퓨터단층촬영(CT), 균 검사, 혈액 검사 등을 진행한다. CT 검사를 통해 수술 범위를 결정할 수 있고, 청력검사는 환자가 수술 후 어느 정도까지 청력이 개선될지를 예측할 수 있다.

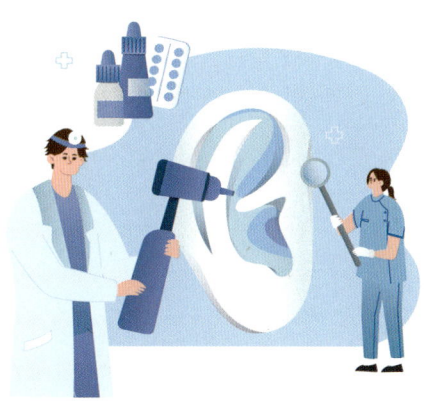

• 수술의 종류

**❶ 고막 절개술**

급성 중이염이나 삼출성 중이염이 약물치료로 개선되지 않을 때 필요한 수술이다. 고막을 조금 절개하여 중이 속 염증이나 삼출액을 빼내는(배액) 수술이다.

**❷ 환기관 삽입술**

이관은 가운데귀인 중이의 환기를 담당하고, 중이의 압력이 바깥귀의 압력과 같게 조정해 주는 기관이다.

환기관 삽입술이란 이관의 기능이 좋지 않은 환자의 중이 속을 환기시키고, 배액을 위해 고막에 환기관(작은 실리콘 튜브)을 삽입하는 수술로, 주로 삼출성 중이염이 약물치료로 호전되지 않는 경우에 시행한다.

**❸ 고막 패치(patch)술**

고막에 외상을 입었거나 중이염으로 고막에 천공이 생겼을 때 고막 재생을 촉진할 목적으로 고막에 작은 패치를 부착하는 수술이다.

**❹ 고막 성형술**

고막에 구멍이 났을 때 고막을 재생하는 수술이다. 근막이나 연골막 등을 이용해 고막을 재생시키는 수술로써, 고막이 천공됐지만 청력의 손실이 크지 않고, 가운데귀 속에 있는 세 개의 작은 뼈인 이소골이나 중이 속 염증이 없을 때 시행한다. 수술 시간은 약 1시간 소요되며, 보통 부분 마취 후 귓구멍으로 현미경을 이용해서 진행한다. 혹시 귀 뒤쪽에 절개가 필요한 경우에도 흉터가 귀에 가려져서 보이지 않는다.

터진 고막을 막는 이식 재료는 환자의 귀 위쪽 근육에 있는 근막이나 귓구멍 앞쪽 연골의 연골막을 사용한다. 고막 속에 이식 재료를 넣고, 이식재료 안과 밖을 녹는 솜을 이용해서 고정하는 수술이다.

### ❺ 고실 성형술

고실은 가운데귀(중이)의 일부로 바깥귀(외이)와 속귀(내이) 사이에 있는 공간을 말한다. 고실 성형술은 고막의 천공과 함께 중이 속에 만성염증이 있을 때 시행한다. 고막의 재생과 함께 중이의 조직과 병소를 제거하고, 기능을 정상화시켜 청력을 복원한다.

### ❻ 유양동 삭개술

중이는 유양동(꼭지방)이라는 공기로 채워진 작은 공간들과 연결돼 있는데, 중이염이 발생하면 염증이 유양동에도 침범할 수 있다. 이때 유양동 삭개술을 통해 유양동 부위의 병변을 제거하고 정상 기능을 유지하도록 시도할 수 있다.

수술법은 우선 현미경을 이용해 귓속 상태를 확인한 후 수술 부위에 마취제를 주사한다. 부분 마취의 경우 다소 주사 통증이 있을 수 있다. 이후 귀 뒤쪽을 절개해 귀 뒤에서 만져지는 딱딱한 뼈를 노출시키는데, 이 뼈가 유양동이다.

CT를 통해 유양동에 염증이 있는 것이 확인되면 의료용 드릴을 이용해 뼛속 염증을 제거한 뒤 중이 속에 있는 염증도 함께 제거 후 고막을 만든다. 고막은 자신의 귀 위쪽 근육에 있는 근막이나 귓구멍 앞쪽 연골의 연골막을 사용해 만든다. 고막 속에 이들 재료를 넣고, 이식 재료 안과 밖을 녹는 솜을 이용해서 고정한다.

유양동 삭개술 및 고실 성형술을 할 때 귓구멍을 크게 만드는 경우도 있다. 염증이 심하거나, 진주종성 중이염이 있을 때 적용하며, 중이염이 재발하는 것을 막고 지속적인 치료에 도움이 된다.

### •수술 후 처치

중이염 수술 뒤 약 7일 후 실밥을 뽑는다. 실밥 제거 후 수술 상처 부위에는 물이 닿아도 되지만 귓속으로는 물이 들어가지 않도록 4주 정도 주의해야 한다. 수술 부위가 치유되면서 보통 2~3주 동안 분비물이 나올 수 있다. 수술 후 4~6주 후에는 고막이 완전히 만들어진다. 일반적으로 10명을 수술할 경우 보통 9명 이상에서 정상적으로 고막이 만들어진다.

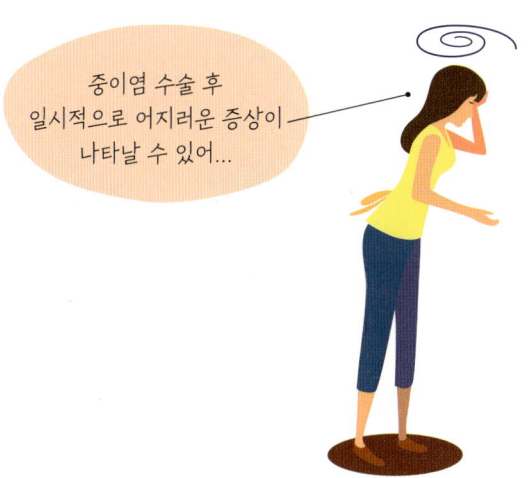

### 중이염 수술 후 경험할 수 있는 증상

① 소리
- 귀에서 물 흐르는 소리, 바스락 소리, 맥박 소리가 들릴 수 있다
- 일시적으로 음식을 씹을 때 나는 소리를 느낄 수 있다

② 분비물
- 수술 부위가 치료되면서 2~3주 정도 피 섞인 분비물이 나올 수 있다

③ 어지럼증
- 수술 후 일시적으로 어지러운 증상이 나타날 수 있다

④ 통증
- 수술 후 며칠 동안 수술 부위에 통증이 생길 수 있다
- 통증이 수일 이상 지속하면서 진통제를 복용해도 효과가 없으면 진료를 받아야 한다

⑤ 입맛
- 수술 받은 귀 쪽의 혀 감각과 입맛의 변화가 나타날 수 있다
- 6개월~1년에 걸쳐 점차 회복한다

⑥ 감각
- 수술 후 귓바퀴 부위의 감각 둔화가 나타날 수 있다
- 수술의 영향으로 귀가 꽉 막힌 듯한 증상이 나타났다가 사라진다

### 수술 후 지켜야 할 주의 사항

① 귀의 물 유입
- 수술 부위에 최소 10일간 물이 닿지 않도록 한다
- 귓구멍에는 담당 의사의 지시가 있을 때까지 절대 물이 들어가지 않게 한다
- 머리를 감을 땐 수술 부위로 물이 들어가지 않게 다른 사람의 도움을 받는다

② 귀에 가해지는 압력
- 의사의 지시가 있을 때까지 코를 풀지 않는다
- 재채기가 나올 때는 입을 벌리고 한다

③ 일상생활
- 수술 후 약 1개월 간 절대 음주·흡연을 하면 안 된다
- 수술 후 4주까지 비행기·기차여행을 하지 않는다
- 과격한 운동이나 피로감이 심한 일은 피한다
- 감기에 걸리지 않게 주의한다

④ 약 복용 및 관찰
- 수술 종류에 따라 1~2주간 항생제 등을 잘 복용한다
- 퇴원 후에도 일정 기간 정기적인 치료가 필요하다

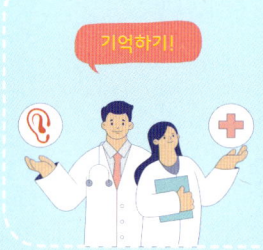

기억하기!

### 중이염으로 진단받으면?

만성 중이염으로 악화되지 않게 치료시기를 놓치지 않는 것이 중요합니다. 아울러 처방받은 약을 잘 복용하면서 정기적인 진료를 받아야 합니다. 특히 성장기 어린이들이 중이염이 있을 때 난청과 어지럼증을 호소하면 적극적인 치료와 수술을 통해 중이염과 합병증이 악화되지 않게 해야 합니다.

### (2) 청력 회복술

#### ❶ 이소골 재건술

이소골은 가운데귀 속에 있는 세 개의 작은 뼈다. 이소골은 얇은 점막으로 싸여 있고, 소리의 진동을 고막에서 내이로 전달하는 역할을 한다. 또 귀에 손상을 줄 만큼 큰 소리가 들어오면 소리를 줄여 청각 신경을 보호한다.

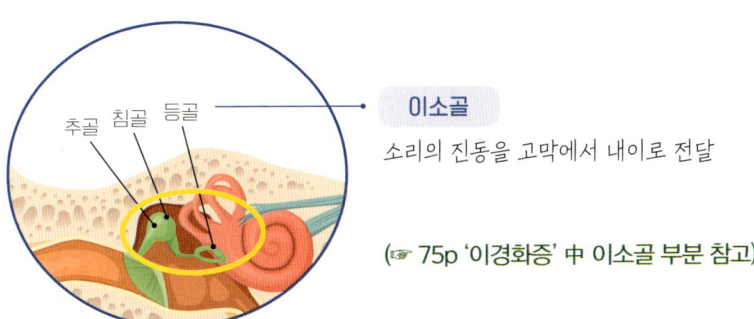

이소골 재건술은 이소골의 연결이 끊어져서 생긴 전음성 난청을 치료하는 수술이다. 고막과 중이강 속에 병변은 없지만 청력이 떨어진 경우 청력 개선을 위해 이식물을 사용해 고막과 속귀를 연결해 주는 수술이다.

대부분 만성 중이염 때문에 이소골이 녹아서 끊어졌을 때 1차 수술로 염증을 제거하고 고막을 정상적으로 재건한 뒤 2차 수술로 이소골 재건술을 진행한다(1차 수술 시 이소골 재건술을 같이 하는 경우도 있다). 이외에 선천적으로 또는 사고로 이소골 연결이 잘못됐거나 중이염을 앓은 후 고막은 저절로 재생됐지만 이소골 연결이 끊어진 경우에도 필요하다.

### • 수술 전 진료 & 검사

이소골 재건술은 보통 만성 중이염 1차 수술 6~12개월 후 진행한다. 수술 전 귀 상태를 확인하기 위해 청력 및 평형기능 검사를 하며, 필요에 따라 컴퓨터단층촬영(CT)이 필요할 수 있다.

### • 수술 준비

귀 부위만 부분 마취한 후 수술을 진행한다. 대부분 귓속을 통해서 수술하기 때문에 다른 귀 수술과 달리 머리카락을 자를 필요는 없다.

### • 수술

현미경을 이용해서 귓속 상태를 확인 후 수술 부위에 마취제를 주사한다. 마취 주사를 맞을 때 다소 통증이 있을 수 있다. 귓속을 통해 이소골 상태를 확인하고, 상태에 맞는 적절한 길이의 이식물을 넣어 고막과 연골, 달팽이관을 연결한다. 부분 마취로 진행해 수술 중 환자가 소리를 잘 듣는지 확인할 수 있다. 소리를 잘 듣는 것이 확인되면 솜을 이용해서 귓속을 막는다.

### • 수술 후 처치

수술 7일 뒤 봉합한 부위 실밥을 제거한다. 이후 약 4주 동안 실밥 상처 부위에는 물이 닿아도 되지만, 귓속으로는 물이 들어가지 않도록 주의해야 한다. 수술 부위가 치유되면서 약 2~3주 동안 피 섞인 물 같은 분비물이 나올 수 있다.

### ❷ 시험적 고실 개방술

시험적 고실 개방술은 청력 저하의 원인을 귀 컴퓨터단층촬영(CT) 검사로 확실히 알 수 없을 때 시행한다. 중이의 관찰을 통해 청력 저하의 원인을 규명하고, 청력 개선을 위한 조치를 취한다.

### ❸ 고실 내 약물 주입술

돌발성 난청이나 메니에르병에서 청력 개선이나 어지럼증 치료를 위해 고막을 통해 중이 내에 약물을 주입하는 시술이다.

### ❹ 등골절개술

앞서 살펴본 것처럼 이소골을 이루고 있는 추골, 침골, 등골 3개의 뼈 중 가장 안쪽에 존재하는 등골이 굳어서 움직이지 않으면 전음성 난청이 생기고, 이를 이경화증이라고 한다. 이 경우 등골에 구멍을 만들어 인공 이식물을 삽입하는 등골절개술을 시도하게 된다.

등골절개술을 통해 거의 정상적으로 소리를 들을 수 있게 되는 경우가 많다. 보통 등골절개술을 받은 환자 10명 중 9명에서 청력이 많이 개선된다. 그러나 통계적으로 치료를 받은 100명 중 1명은 청력이 떨어지는 경우도 있다.

등골절개술은 레이저와 같은 특수한 의료기기를 사용해 세심한 주의를 기울여서 진행해야 하는 수술이다.

### • 수술 전 진료 & 검사

환자는 수술 전 청력, 평형기능 및 컴퓨터단층촬영(CT) 검사를 받고, 청력검사 소견과 CT를 통해 등골절개술 필요 여부를 확인한다.

### • 수술 준비

대부분 등골절개술은 부분 마취 후 귓구멍을 통해 진행된다. 부분 마취로 수술이 어려운 소아나 본인이 전신마취를 원하는 경우 전신마취로 수술할 수 있다. 그러나 수술하면서 청력 개선, 수술 중 어지럼증 등을 확인하려면 부분 마취가 더 적절한 방법이다.

수술 전 귀 주위에 일정 부분 머리카락을 잘라 수술 부위를 소독한다. 귓구멍이 작은 경우 귀 뒤쪽을 절개하지만 흉터는 귀에 가려져 보이지 않는다.

### • 수술

현미경을 이용해 귓속 상태를 확인한 후 수술 부위에 마취제를 주사한다. 주사 시 다소 통증이 있을 수 있다. 귓속을 통해 이소골 상태와 등골의 움직임을 확인한다. 등골이 굳어서 움직이지 않으면 레이저를 사용해 등골에 구멍을 뚫고, 이식물을 이용해서 침골과 등골의 구멍을 연결한다. 등골의 구멍을 환자 본인의 지방 등으로 막은 후 수술을 종료한다. 수술 종료 전에 청력이 좋아졌는지 확인할 수 있다.

• 수술 후 처치

수술 7일 후 실밥을 뽑고, 귓속에 있는 솜을 제거한다. 수술 부위가 잘 아물 때까지 귓속으로 물이 들어가지 않게 해야 한다. 보통 4~6주까지 기침을 하거나 압력을 올리는 행동을 조심해야 한다.

❺ 골도보청기 이식술

한쪽 귀가 전혀 들리지 않는 전농이 됐을 때 머리의 진동을 통해 소리를 듣게 하는 수술이다. 선천성 외이도 기형이 있거나, 수차례의 중이염 수술에도 청력이 회복되지 않을 때, 귀에서 나오는 분비물로 보청기의 착용이 적당치 않은 경우, 갑작스러운 돌발성 난청으로 귀가 들리지 않을 때 시행한다.

❻ 인공와우 이식술

보통 감각신경성 난청의 경우 보청기 착용을 고려하는데, 귓속 달팽이관의 문제로 청각세포가 손상돼 양쪽 귀에 고도의 감각신경성 난청이 발생했을 때는 인공와우 수술을 시행함으로써 청각을 개선할 수 있다.

보청기를 써도 잘 들을 수 없을 때, 난청이 심하거나 말소리 구별이 잘 안될 때, 유전성 난청이나 다른 이유로 잘 듣지 못하는 소아, 노화성 난청이 심각하게 진행됐을 때, 심한 중이염 이후 청력이 소실됐을 때 달팽이관 속에 인공와우를 이식해 청력을 회복시킨다.

인공와우 기계는 외부장치와 내부장치로 나뉜다. 수술을 통해 내부장치를 귓속 달팽이관에 넣고, 수술 후 외부장치를 귀 뒤에 부착해서 소리를 듣는다. 하지만 인공와우 수술만으로 잘 들을 수 있게 되는 것은 아니다. 수술 후 기계를 환자에 맞게 조절하는 과정인 맵핑(mapping)과 적절한 언어치료가 꼭 필요하다.

### • 수술 전 진료 & 검사

수술 전 청력·평형기능·컴퓨터단층촬영(CT)·자기공명영상(MRI) 검사와 언어평가를 받는다. 청력검사를 통해 인공와우 수술이 필요한지를 판단하고, CT와 MRI 검사 결과를 바탕으로 어느 쪽 귀에 수술할지 결정한다. 환자와 보호자는 수술의 과정과 결과에 대해 설명을 듣고, 수술을 결정하면 어떤 회사의 인공와우 제품으로 진행할지 상담을 받게 된다.

### • 수술 준비

수술 전 머리카락을 자르고 수술 부위를 소독한다. 절개한 상처는 귀와 머리카락에 가려져서 보이지 않는다.

### • 수술

전신마취 후, 귀 위쪽에 외부 장치가 들어갈 부위를 준비하고, 귀 뒤쪽 뼈를 일부 제거해 달팽이관을 노출시킨다. 이후 달팽이관에 미세한 구멍을 뚫어 인공와우의 전극을 넣는다. 수술 직후에는 전극이 잘 들어갔는지 방사선 검사를 통해 확인한다.

### • 수술 후 처치

수술 7~10일 후 실밥을 뽑고, 약 4주 뒤부터 기계를 환자에 맞게 조절하는 맵핑을 시작한다. 수술을 잘 받는 것만큼 중요한 것이 맵핑과 언어치료이므로, 병원의 안내에 따라 적절한 외래 방문이 꼭 필요하다.

### ❼ 외이도 성형술

우리가 듣는 소리는 귓바퀴에서 시작하고 귓바퀴에서 모아진 음파는 좁은 통로를 지나 고막에 도달한다. 이때 귓바퀴부터 고막까지를 '외이도'라고 한다. 음파가 모아지는 첫 관문인 외이도가 없으면 소리를 듣지 못하게 된다.

외이도 성형술이란 선천적, 후천적으로 외이도가 막혀 청력이 떨어졌을 때 새로운 외이도를 만들어 줌으로써 모양과 청력을 회복시키는 수술이다.

### ❽ 귀 성형 및 외이도 동시수술

선천성 외이도 폐쇄증은 태아가 엄마 뱃속에 있는 태생기의 발육부전에 의해서 생긴 것으로 귓바퀴, 중이(고막부터 달팽이관까지의 가운데귀)의 기형을 동반한 경우가 많다. 귀가 있어야 할 곳에 아주 작은 구멍만 있거나 귀가 정상보다 훨씬 작고 모양이 변형된 소이증인 경우도 있다. 이 경우 난청·언어발달·학습장애 등 다양한 장애를 일으키기 때문에 적절한 시기에 귓구멍을 만들고 청력을 회복시키는 '외이도 성형술'이 필요하다. 또한 소이증과 같이 귓바퀴도 형성되지 않는 경우, 미용적 목적으로 귓바퀴 성형술이 필요하다.

과거에는 외이도 성형술과 귓바퀴 성형술을 동시에 할 수 없어 외이도 성형술을 먼저 하거나 귓바퀴 성형술을 먼저 하고 일정 기간이 지난 후 외이도 성형술이나 귓바퀴 성형술을 시행했다. 이 경우 귓바퀴 성형술을 먼저 했을 때 정교한 외이도 성형술이 방해받을 수 있으며, 반대로 외이도 성형술을 먼저 한 경우 추후 성공적인 귓바퀴 성형술에 영향을 받을 수 있다.

이를 해결하기 위해 국내에서는 2018년부터 소리이비인후과와 성형외과 전문의의 협진 하에 외이도 성형술과 귓바퀴 성형술이 동시에 시술되는 획기적인 방법이 개발돼 시행 중이다.

**외이도 폐쇄증에 따른 건강 문제**

- 귓바퀴가 없어서 발생하는 미관적인 문제
- 난청
- 언어발달 장애
- 학습 장애
- 안면신경 변형

### ✚ 귀 성형 및 외이도 성형 동시수술의 장점

1. 기존 최초에 두 번 이상의 전신마취 수술 대신, 단 한 번의 수술을 통해 귓바퀴와 외이도(귓구멍)를 만든다.

2. 귀 성형 전문의와 이비인후과 귀 전문의가 동시에 수술을 하기 때문에 귀 모양뿐만 아니라 청각 재건을 위해 정확한 위치에 외이도 및 고막을 만들 수 있다.

3. 귀 성형술을 먼저 했을 때 정교한 외이도 성형술이 방해받을 수 있으며, 반대로 외이도성형술을 먼저 한 경우 추후 성공적인 귓바퀴 성형술에 영향을 받을 수 있다. 그러나 동시수술은 이비인후과와 성형외과 상호 간의 수술적 문제를 피할 수 있다.

4. 자가연골(갈비뼈)이 아닌 인공이식물을 이용하기 때문에 학동기 이전에 수술이 가능해 환자가 취학하기 전에 청력을 조기에 회복시킬 수 있다.

5. 가슴에 흉터를 남기지 않으며 초등학교 입학 전에 귀 성형 수술을 함으로써 취학 후 또래 아이들의 시선 등 미관상의 문제를 피할 수 있다.

### (3) 내이 및 두개저수술

**❶ 안면신경 감압술**

귓속뼈로 지나가는 안면신경이 외상·염증·종양으로 손상돼 안면마비가 발생했을 때 신경이 빨리 회복되도록 안면신경 주위를 감압하는 수술이다.

**❷ 내림프낭 수술**

메니에르병은 이충만감(귓 속이 무언가로 꽉 차있는 듯한 먹먹한 느낌), 귀울림뿐 아니라 어지럼증을 일으킨다. 여러 가지 이유로 달팽이관을 채우는 내림프액이 과도하게 증가하기 때문인 것으로 생각되고 있으나 정확한 발병 원인은 아직 밝혀지지 않았다.

메니에르병으로 내림프액의 양이 많아지면 내림프낭 내의 압력이 커지게 된다. 약물치료로 개선되지 않고 증상이 계속될 때 내림프낭 수술을 시행할 수 있다.

**❸ 미로절제술**

청력이 없는 환자에게 메니에르병·청신경종양·안면신경마비 등을 치료하기 위해 내이의 구조를 절제하는 수술이다.

**❹ 청신경 종양 수술**

내이와 뇌를 연결하는 청신경(전정신경)에 종양이 생겼을 때 귓속뼈를 통하거나(경미로 접근법) 머리뼈를 통해(중두개와 접근법) 종양을 제거하는 수술이다.

### (4) 이관수술

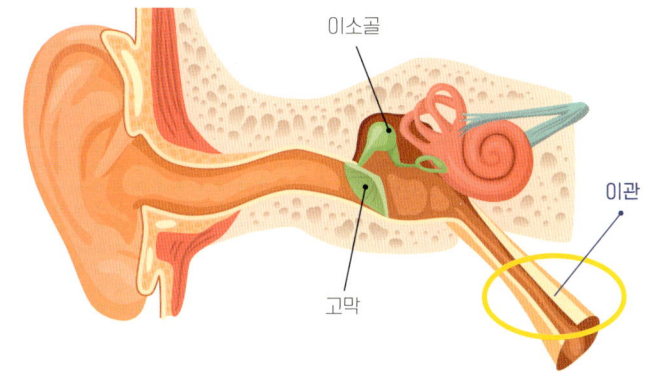

 귀의 구조는 크게 귓바퀴부터 고막 전까지 소리를 전달하는 '외이', 소리를 전달하면서 증폭시키는 '중이', 청각·평형 기능을 담당하는 감각기관과 신경이 분포한 '내이'로 구분한다. 특히 중이에는 '이관'이 있는데 귀 안의 공간과 코 뒤편을 연결하는 작은 통로다.
 이관은 중이의 환기를 담당하고, 중이의 압력이 바깥귀의 압력과 같게 조정한다. 이관은 평소 닫혀있지만 침을 삼키거나 하품 또는 무언가 씹는 행동을 하면 이관을 감싸고 있는 근육들이 움직이면서 열린다. 이와 같이 이관은 닫히고 열리기를 반복하면서 귀 안의 압력을 대기와 동일하게 조정, 압력으로부터 귀를 보호하고 축적된 분비물을 배출한다.

### ✚ 이관기능부전증(ETD · Eustachian tube dysfunction)

귓속 이관 기능이 원활하지 않으면 귀가 먹먹한 이충만감 등 불편함을 느낄 수 있다. 아울러 △압박감 △통증 △막힌 느낌이 동반된다.

특히 이 같은 증상이 지속하면 △삼출성 중이염 △청력 저하 △고막의 함몰 또는 진주종 등 다양한 귀 질환이 유발될 수 있다. 이처럼 이관 기능에 문제가 생긴 상태를 '이관기능부전증(ETD · Eustachian tube dysfunction)'이라고 한다. 이관기능부전증은 이관의 구조적인 문제를 비롯해 이관 인접부 종양 및 외상, 삼출성 중이염 등 감염, 코 질환 등의 영향으로 나타난다.

이관기능부전은 이관의 상태에 따라 크게 이관이 좁아져서 잘 열리지 않는 '이관 폐색증'과 이관이 계속 열려 있는 '이관 개방증' 두 가지로 구분된다. 이관풍선확장술은 이관 폐색증이 있을 때 치료하는 방법이다.

이관 개방증은 이충만감 등 이관 기능 부전증의 전형적인 증상 이외에 본인 목소리나 숨소리가 귀에서 들리는 증상이 동반될 수 있다.

### ✚ 이관풍선확장술

건강이 유지되기 위한 요소 중 하나는 각 신체 기관이 막힘없이 통해야 하는 것이다. 생명의 기본 활동인 호흡은 코·입부터 시작해 기도와 폐에 이르기까지 막히지 않아야 하며 음식 섭취 및 소화 활동도 입부터 식도, 위, 장에 이르기까지 통해야 한다.

귀도 마찬가지이다. 소리를 듣는 청각기능과 함께 평형감각을 잘 유지하려면 귀의 가장 바깥 부위인 외이부터 가장 안쪽인 내이까지 문제없이 통해 있어야 한다.

하지만 귀와 코를 연결하는 이관 기능에 문제가 생긴 '이관기능부전증'이 나타나면 이관이 막히는 등 이상이 생겨 귀 먹먹함, 통증을 비롯해서 청력 저하, 중이염 등 다양한 귀 질환의 도화선이 될 수 있다. 관련해 이관풍선확장술은 이관기능부전증의 근본적인 치료법이다.

### 이관풍선확장술의 수술 과정
1. 이관풍선카테터를 환자의 이관으로 삽입해 이관 입구에 위치시킨다
2. 풍선을 이관 내로 삽입한다
3. 풍선을 12기압까지 팽창시킨 후 약 2분간 유지한다
4. 약 2분 후 풍선을 이관에서 제거한다

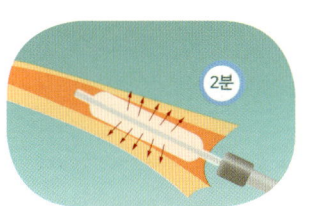

**이관풍선확장술의 모습**
(이미지 출처: 건강포털 힐팁)

이관풍선확장술을 적용할 수 있는 적응증은 삼출성 중이염이 지속되거나, 반복적인 고막환기관 삽입술이 필요한 상태다. 아울러 유착성 중이염, 일반 만성 중이염, 이충만감 등의 증상이 있을 때 시행한다.

**이관풍선확장술 적응증**
- 반복적인 삼출성 중이염
- 반복적인 고막환기관 삽입술이 필요한 상태
- 유착성 중이염
- 이관기능부전으로 인한 만성 중이염
- 이충만감 등의 증상

## 이관풍선확장술, 이게 궁금해요!

### Q1. 수술 시간은 얼마나 걸리나요?
A. 환자 상태에 따라 차이가 있지만 약 30분 만에 간단하게 진행됩니다.

### Q2. 수술 효과가 있나요?
A. 약물 치료와 비교 시 이관 기능, 고막 상태 및 증상이 개선됐습니다. 이관풍선확장술은 한 번의 시술로 증상을 반영구적으로 완화시킬 수 있습니다.

### Q3. 이관풍선확장술은 건강보험 혜택을 받을 수 있나요?
A. 이관풍선확장술은 2019년 11월 보건복지부 고시에 따라 '신의료기술'로 인정받았고, 2021년 1월 건강보험 선별 급여화가 됐습니다. 적용 대상은 만 18세 이상의 만성 이관기능부전 환자이며, 이관 기능 개선 및 증상 완화를 위해 시행합니다.

> **기억하기!**
> 이관기능부전증이 지속되면 귀가 먹먹한 이충만감 같은 귀 불편함뿐만 아니라 중이염·청력·고막 문제 등 다양한 귀 질환으로 이어질 수 있기 때문에 의심 증상이 있을 때 조기에 진단받아서 치료해야 합니다.

# 7
# '청력 검사'의 모든 것

　진단·치료·의료기기 등 다양한 의과학 분야가 고루 발전하면서 질환을 극복하고 삶의 질이 개선되는 비율이 높아지고 있다. 치아가 빠진 부위를 대신하는 임플란트와 시력 저하를 개선하는 안경과 렌즈가 그 대표적인 예이다. 이 치료들은 각각 치과와 안과 검사를 통한 진단에 기반을 두고 진행하게 된다.
　그렇다면 청력과 관련된 귀 질환은 어떨까?
　난청 등 듣기 능력에 문제가 생겼을 때 이비인후과를 찾아서 청력 검사를 받는 비율은 아직도 낮다. 청력 장애는 나이가 들면 발생하는 어쩔 수 없는 증상으로 치부하는 인식이 강하기 때문이다. 그러나 듣는데 문제가 생겼다면 당연히 '청력 검사'를 받고, 원인과 증상에 따라 적절한 치료를 진행해야 다시 잘 들을 수 있고, 증상 악화도 막을 수 있다.
　청력 검사는 어떤 때 해야 하며, 어떤 검사들이 있을까?

• 소리 듣기 능력 확인하는 '청력 검사'

청력 검사가 필요한 대표적인 귀 질환은 '난청'이다.

아래와 같은 증상들이 있다면 가까운 이비인후과에서 청력 검사를 받아 난청이 있는지 또는 귀에 다른 문제는 없는지 확인받을 필요가 있다. 청력 검사 결과 치료가 필요한 난청으로 진단되면 약물, 수술, 보청기 중 가장 적합한 방법으로 치료를 받게 된다.

**청력 검사가 필요한 경우**
- 사람들의 말은 들리지만 무슨 뜻인지 잘 몰라서 이해하기 어렵다
- 사람들이 중얼거리는 것처럼 느껴진다
- 상대방의 말에 "뭐라고?"를 되뇌며 반복해서 물어본다
- 누군가와 대화를 할 때 서로 마주 보고 있어야 말을 이해하기 쉽다
- 이야기의 흐름을 잘 놓쳐서 웃어야 할 타이밍을 놓치거나 언제 웃어야 할지 모른다
- 현관문 소리나 전화벨 소리가 잘 안 들린다
- TV나 라디오 소리를 더 크게 한다

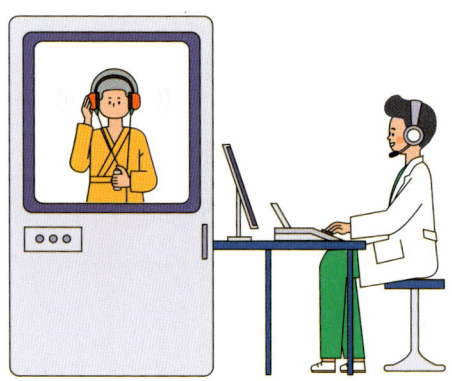

• 이비인후과에서 진행하는 청력 검사

난청이 의심돼 이비인후과를 방문하면 동반된 청각 기관 및 신경 손상 여부를 확인하기 위해 청력 검사 및 세분화된 기능 검사를 진행한다.

❶ **순음청력검사(PTA · pure-tone audiometry)**

청각 검사 중 가장 대표적인 주관적 검사다. 전기적으로 '삐~', '뿌~' 같은 순음(pure tone)을 발생시켜서 주파수 별로 들려주고, 음의 강도를 조절하면서 얼마나 작은 소리까지 들을 수 있는지 평가한다. 난청의 유형과 정도를 진단할 수 있으며 난청 치료 효과 판정, 재활 방법의 선택, 보청기 사용 등에도 필요한 검사다.

순음청력 검사는 세부적으로 △기도순음역치검사 △골도순음역치검사 △음장 검사 등 여러 가지로 구분할 수 있다.

△**기도순음역치검사**(air conduction threshold)
헤드폰을 사용해서 주파수 별로 소리를 들려주고, 역치를 평가하는 주관적 검사

△**골도순음역치검사**(bone conduction threshold)
골 진동체를 사용해서 주파수 별로 소리를 들려주고 역치를 평가하는 주관적 검사

△**유·소아청력검사**(PA · play audiogram)
블록이나 그림 등을 이용한 놀이 환경에서 아동의 역치를 평가하는 주관적 검사

### △ 음장검사(sound field test)
보청기 또는 인공와우를 착용한 경우 스피커를 이용하여 주파수 별로 소리를 들려주고 역치를 평가하는 주관적 검사

### △ 쾌적 역치(MCL · most comfortable loudness level)
환자가 가장 편안하게 느끼는 듣기 수준의 소리를 찾는 주관적 검사

### △ 불쾌 역치(UCL · uncomfortable loudness level)
환자가 어느 정도의 듣기 수준에서 불쾌감을 느끼는지 찾는 주관적 검사

### △ 고주파수 검사(high frequency test)
의사소통에 해당하는 주파수 상위 영역의 고주파수에 대한 청력 역치를 평가하는 주관적 검사

### △ 소음하검사(HINT · hearing in noise test)
실생활에서의 의사소통 능력을 확인하기 위해 평가하는 주관적 검사/ 소음이 있는 상황에서 얼마나 잘 듣고 따라 말할 수 있는지 확인

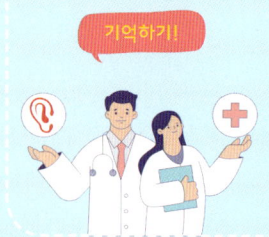

**기억하기!**

### 유·소아청력검사가 중요한 이유
유·소아기에 난청이 심하지 않아도 심리 발달과 지적 능력에 큰 영향을 주기 때문에 난청이 있다면 빠른 진단이 중요하다. 난청으로 진단되면 언어치료, 보청기, 인공와우 등의 치료를 시행해 건강한 성장과 발달이 이뤄지도록 해야 한다.

❷ **어음청력검사**(SA · speech audiometry)

단음절 또는 이음절 단어를 사용해서 일상적인 의사소통 능력을 평가하는 주관적 검사다. 회화 어음에 대한 청력 역치와 이해 능력 확인할 수 있다. 세부적으로는 △어음청취역치 △어음명료도검사가 있다.

△**어음청취역치**(SRT · speech reception threshold)
이음절 단어를 들려주고 환자가 얼마나 작은 소리까지 들을 수 있는지 평가하는 주관적 검사

△**어음명료도검사**(SD test, speech discrimination test)
환자가 편안하게 느끼는 말소리 강도에서 일음절 단어를 들려주고 바르게 대답한 비율로 의사소통 능력을 평가하는 주관적 검사

❸ **이명도검사**(tinnitogram)

이명의 재활을 위해 이명음의 방향·종류·크기를 평가하는 주관적 검사다.

❹ **중이검사**(acoustic immittance measures)

압력과 저항을 통해 중이의 상태를 간접적으로 평가하는 객관적인 검사다. 세부적으로는 △고막 운동 검사 △등골근 반사 검사 △이관 기능 검사가 있다.

△**고막운동성검사**(IA · tympanogram))
압력의 변화에 따른 고막 형태의 변화를 측정하는 객관적 검사

△**등골근반사검사**(ART · acoustic reflex threshold)
큰소리 유입 시 등골근 수축을 통해 귀를 보호하는 등골근 반사가 일어나는 소리 수준을 평가하는 검사

△**이관기능검사**(E-tube function test)
귀의 압력 조절을 담당하는 이관의 환기 능력을 평가하는 객관적 검사

❺ **특수검사**

△**이음향방사검사**(OAE · Otoacoustic emissions)
달팽이관 안에 있는 세포에서 자발적으로 생성되는 소리를 외이도에서 측정하는 객관적 검사

△**청성뇌간반응검사**(ABR · auditory brainstem responses)
클릭음을 들려주고, 귀에서 소리를 들었을 때 뇌까지 전달하는 청신경 경로를 검사하는 대표적인 객관적 검사

△**청성지속반응검사**(ASSR · auditory steady state responses)
청성뇌관반응검사(ABR)를 보완하는 검사로, 객관적인 검사 중 주파수 별로 검사가 가능

△**전정유발근전위검사**(VEMP · vestibular evoked myogenic potential)
전정기능 검사의 한 종류로, 소리를 주었을 때 흉쇄유돌근에서 나타나는 반응 기록

△**전기와우도검사**(electrocochleography)
달팽이관의 상태와 청신경의 기능을 측정하는 검사

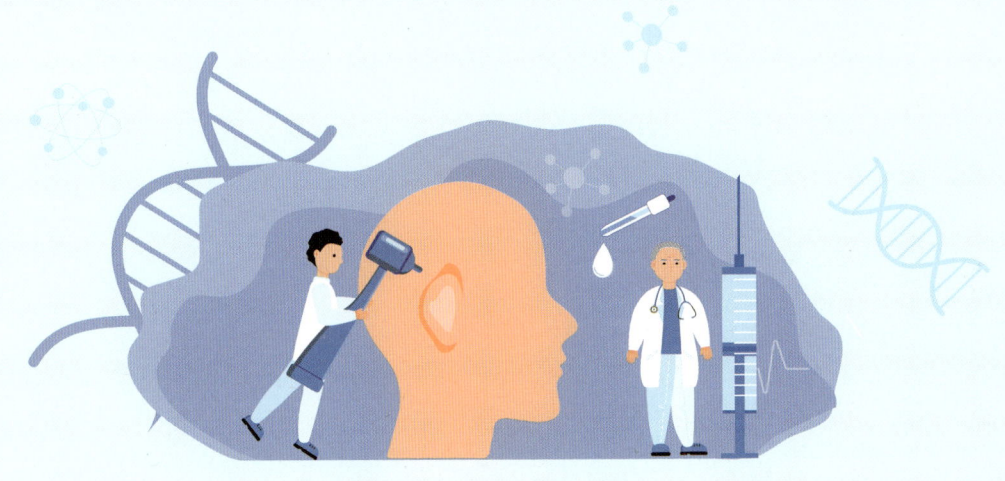

치아가 나빠지면 치과에 가고, 시력이 저하되면 안과에 가듯
귀가 나빠지면 이비인후과에서 청력 검사를 받아야 한다

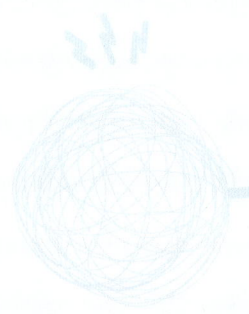

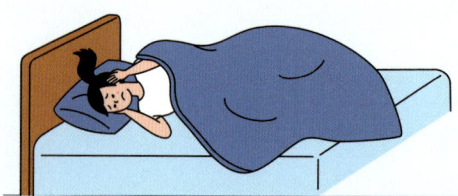

'삐~', '윙~ 윙~', '웅~ 웅~',
'슉~슉~', '두근두근'…

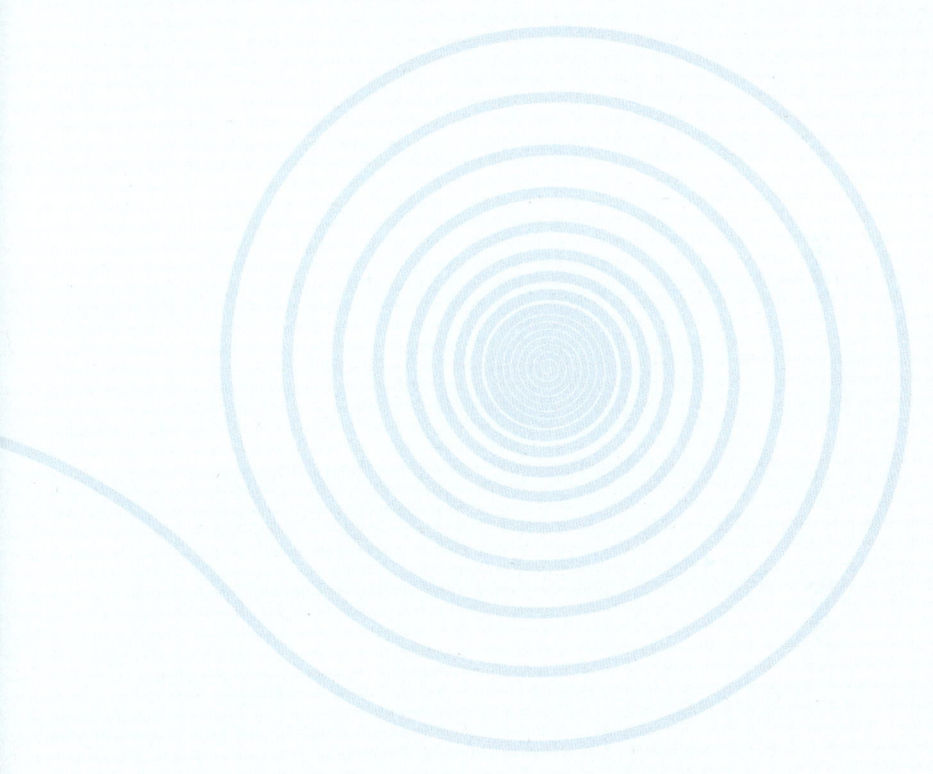

# Ⅱ. 이명

# 1
## 이명이 뭐예요?

'삐~~~'

남에게는 들리지 않고, 나에게만 들리는 특정 소리가 있다. 외부의 소리 자극이 없음에도 본인의 귀 또는 머릿속에서만 느끼는 이러한 소리를 '이명'이라고 한다. 이명은 질환이 아니라 귀 또는 뇌에서 느끼는 하나의 증상으로, 정신과적 환청과는 다르다.

'귀울림'으로도 부르는 이명은 '윙~윙~', '삐~ ', '웅~웅'처럼 아무 의미 없는 소음으로 유형도 매우 다양하다. 소리의 강도는 주변의 잡음에 묻힐 정도로 약하지만, 하루 종일 다른 일에 집중하지 못할 정도로 강한 경우도 있다.

이명은 대부분 당사자의 귀에서만 들린다는 점에서 심리적인 고충이 크다. 외부 요인이 없음에도 소리가 지속되면 뇌가 경계태

세를 유지하면서 예민해지고, 불안과 짜증도 심해지기 때문이다. 나아가 소리에 신경 쓸수록 점차 더 크게 느끼게 되고, 심한 경우 어지럼증·난청·우울증·불면증으로 이어지면서 일상 및 사회생활에 부정적인 영향을 미칠 수 있다.

**이명이 부르는 건강 문제**
- 이명 환자 약 90% 난청 동반
- 집중력·기억력 저하
- 정신적 스트레스
- 불면증
- 우울증
- 불안장애
- 어지럼증
- 피로감

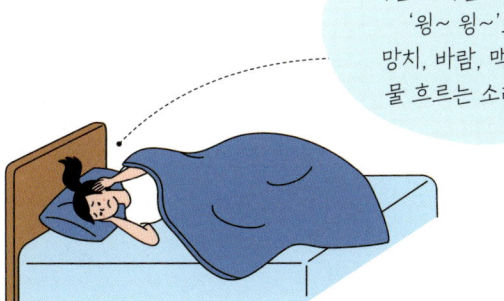

가늘고 약한 '삐~'소리
'윙~ 윙~'소리
망치, 바람, 맥박, 종,
물 흐르는 소리 등...

## 2
# 이명은 왜 생겨요?

이명은 호소하는 환자의 약 60%가 특별한 원인 없이 겪을 만큼 발병 원인이 불명확하다. 주된 요인으로 과로와 스트레스가 추측되고 있으며, 근육 경련과 혈관 이상도 관련 있는 것으로 알려졌다.

발병 기전의 측면에서 현재까지 밝혀진 바에 따르면, 달팽이관 속 청각신경세포의 손상 및 비정상적인 작동이 큰 영향을 미치는 것으로 알려졌다. 이명의 원인을 귀의 청각신경세포 및 이와 관련된 뇌에서 많이 찾는 것은 이러한 이유다.

**이명 발생 추측 요인**
- 과로
- 스트레스
- 근육 경련
- 혈관 이상

### • 이명을 일으키는 3가지 원인

평소 일상생활에서 대화하거나 듣기에 문제가 없는데 이명을 호소하는 경우 그 원인은 크게 △난청 △숨겨진 청력 손실 △해부·생리적 원인 등 3가지로 살펴볼 수 있다.

### △난청

청력이 정상인 경우에도 이명이 생길 수 있고, 청력 및 귀에는 큰 문제가 없지만 신체적·정신적인 스트레스 상황에서 일시적으로 이명이 들리기도 한다. 그러나 다른 일에 집중할 때는 증상이 덜하고 조용할 때 주로 들리는 전형적인 이명은 난청과 함께 나타나는 사례가 가장 많다. 이명은 내이의 달팽이관 손상에 의해 이곳에 연결된 청각 신경계에도 이상이 동반돼 발생하기 때문이다.

본인이 청력이 떨어졌다고 자각하지 못해도, 일상적인 의사소통에 영향을 주지 않는 고주파수 청력에서만 경도 또는 중등도 이상의 감각 신경성 난청을 보이는 경우도 있다. 특히 난청의 높은 비율을 차지하는 노화성 난청과 소음성 난청은 초기에는 주관적인 소리를 듣는데 문제를 일으키지 않는 고주파 음(높은 음)에만 영향을 준다. 때문에 대화 등 일상적인 주파수에서는 문제를 잘 인지하지 못하지만, 고주파 이명은 느낄 수 있다.

### △숨겨진 청력 손실

실제 고주파수 청력까지 정상으로 확인됐음에도 이명을 느끼는 경우가 있다. 이러한 '숨겨진 청력 손실'에 대해서는 현재 연구가 진행 중인데, 숨겨진 청력 손실에 따른 이명은 장기간 소음에 노출됐을 때 많이 나타나는 것으로 보고되고 있다.

### △해부·생리적 원인

해부·생리적인 원인으로는 고막을 통해 전달된 소리를 처음으로 인지하는 청각기관인 달팽이관 속 청각유모세포와 청각신경 사이의 신경접합부 문제 등이 영향을 주는 것으로 생각되며, 관련 연구가 진행되고 있다.

> **평소 잘 듣는데 이명 일으키는 원인**
> ① 초기 노화성 난청, 소음성 난청
> ② 장기간 소음에 노출돼 '숨겨진 청력 손실'이 있는 경우
> ③ 청각기관인 달팽이관 속의 청각유모세포와 청각신경 사이 신경접합부 문제

## • 난청과 이명을 부르는 생활 속 사례

### ① 과도한 이어폰 사용

최근 젊은 층에서 이어폰·헤드폰의 과도한 사용으로 소음성 난청이 발생하면서 이명을 경험하는 경우가 늘고 있다. 다행히 이어폰·헤드폰 사용이나 시끄러운 작업 환경에 따른 소음성 난청은 소음 노출을 중단하면 더 이상 난청이 진행하지 않는 특징이 있으므로, 생활 속에서 소음 노출을 줄이기 위한 노력이 필요하다.

이를 위해 교통수단 이용 중 이어폰 사용을 자제하고, 작은 소리로 듣거나 1시간에 한 번씩 귀에 휴식시간을 주는 것이 좋다.

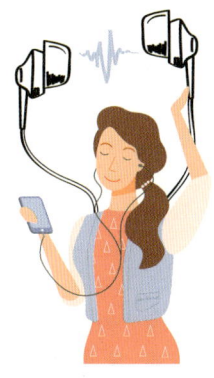

이어폰 사용 시 전체 볼륨의 50% 정도만, 1시간 음악 들었다면 5~10분은 휴식

**② 과도한 다이어트와 운동**

다이어트와 운동을 심하게 해도 갑자기 귀가 먹먹해지고, 이명이 들릴 수 있다. 코와 귀를 연결하는 이관에 문제를 일으켜 이명에 영향을 주기 때문이다.

귓속 고막과 달팽이관 사이의 중이(가운데귀)는 공기로 가득 차 있는 공간이다. 중이는 '이관'이라는 통로를 통해 코(비인강)와 연결된다. 평소에는 이관이 닫혀있지만 침을 삼키거나, 하품을 할 때는 이관이 열리면서 고막 안의 공기를 순환시켜준다.

그런데 무리한 운동에 따른 다이어트와 체중 감량은 이관 주변의 지방·수분의 감소를 부르고 그로 인해 평소 닫혀 있어야 할 이관이 열려 있게 된다. 때문에 중이의 소리 전달이 효율적으로 이뤄지지 않으면서 먹먹함과 이명을 느끼게 되는 것이다. 따라서 무리한 운동으로 인해 이명이 발생했다면 우선 운동량을 줄이고, 이관에 대한 진료를 받아 증상의 악화를 막는 것이 바람직하다.

**무리한 다이어트·운동이 이명 부르는 과정**

1. 다이어트·운동을 과도하게 한다
2. 이관 주변의 지방·수분이 감소한다
3. 평소 닫혀 있어야 할 이관이 열린다
4. 중이의 소리 전달이 효율적으로 이뤄지지 않는다
5. 먹먹함과 이명을 느낀다

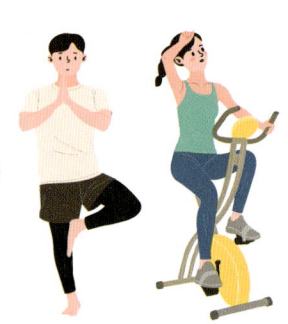

### ③ 삼출성 중이염

이관이 너무 닫혀있고 열리지 않아도 문제가 될 수 있다. 감기로 인한 이관기능장애 때문에 공기로 가득 차 있어야 할 중이에 삼출액(물)이 고이는 삼출성 중이염이 발생하는 경우 이명이 악화될 수 있다.

원래 이명이 있던 사람들도 중이가 정상일 때는 외부에서 귀로 들어오는 소리 때문에 이명이 작게 들리는 등 어느 정도 증상이 가려진다. 하지만 삼출성 중이염이 생기면 외부에서 들어오는 소리의 양이 감소해 상대적으로 이명이 크게 느껴지게 되는 것이다. 또 삼출성 중이염이 있으면 중이 주변 혈관에서 전달되는 박동이 삼출액을 따라 전파돼 심장 뛰는 소리가 귀에서 들리기도 한다.

삼출성 중이염은 약물, 환기관 삽입술로 치료할 수 있다.

### ④ 만성 중이염

만성 중이염이 생기면 중이(가운데귀)의 염증이 반복되면서 고막에 천공이 발생할 수 있고, 염증으로 인해 고름도 흘러나오게 된다. 뿐만 아니라 중이에 염증이 생길 때마다 속귀의 청각세포도 지속적으로 손상을 입어 이명이 발생할 수 있다.

만성 중이염을 치료하지 않고 방치하면 청각세포 손상이 점차 심해지고, 결국 청각을 잃게 된다. 이 영향으로 이명도 지속적으로 나타나 삶의 질을 떨어뜨릴 수 있으며, 원래 이명이 있었다면 증상이 훨씬 더 심해진다. 중이염이 3개월 이상 지속되면 만성 중이염이 되므로 중이염이 만성으로 악화하지 않게 초기에 잘 치료하는 것이 중요하다.

**중이염→만성 중이염 악화 막으려면**
- 중이염 부르는 감기 등 호흡기 질환 예방하기
- 흡연 및 간접흡연 피하기
- 중이염으로 진단받으면 바로 치료받기
- 처방받은 중이염 약은 끝까지 복용하기

✚ 만성 중이염 수술 후 이명 개선

아직까지는 한 번 손상된 청각 세포는 재생시킬 수 없다. 때문에 만성 중이염 수술 후 이명이 완전히 사라지지 않을 수도 있다. 다행히 국내 연구에 따르면 만성 중이염 수술을 받은 환자 중

43%가 이명을 호소했지만 만성 중이염 수술 후 82%가 이명에 따른 불편함이 감소한 것으로 확인됐다. 때문에 만성 중이염 수술을 통해 중이염을 치료함으로써 추가적인 청각 세포 손상을 막는 것이 중요하다. 만성 중이염은 염증을 제거하고, 고막을 재생하는 '유양동 삭개술', '고실 성형술' 등으로 치료할 수 있다.

(☞ 83p '귀' 수술의 모든 것 中 ❺고실 성형술, ❻유양동 삭개술 참고)

만성 중이염 수술 후 청각이 많이 호전되면 수술한 귀로 들어오는 외부 소리의 양이 많아지면서 내 귀에서 들리는 이명이 가려지는 효과를 기대할 수 있다.

### ⑤ 자발적 신경 활동

청력이 정상임에도 종종 작은 크기의 이명을 느끼는 사례도 있다.

이명은 청각 기관이나 청각 신경계에 손상이 생겨서 나타나기 때문에 이명 환자의 약 90%에서 청력 이상이 확인되는 것으로 보고된다. 그러나 나머지 10% 정도의 환자들은 청력이 정상인 것으로 보고된다. 소리를 듣는 청각신경에는 외부 자극이 없어도 지속적으로 생기는 자발적 신경 활동이 있는데, 평소에는 외부 자극에 비해 강도가 상당히 약해 소리로 인지하지 못하다가, 주위가 조용하면 뇌가 이러한 신경 활동 신호를 소리로 인지하는 경우가 있기 때문이다. 따라서 외부 소음이 들리지 않는 방음실에서는 청력이 정상으로 진단되는 성인들도 종종 작은 크기의 이명을 느끼는 사례가 많다.

즉 청력에 문제가 없어도 이명을 들을 수 있고, 이명이 들린다고 해서 반드시 병적인 상태를 의미하는 것은 아니다. 다만, 본인이 느끼는 주관적인 청력이 정상이라고 해서 실제 청력이 정상이라고도 할 수 없다는 사실을 명심해야 한다.

**이명과 청력의 관계**

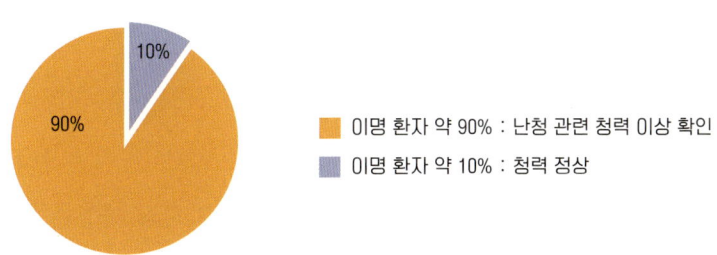

이명 환자 약 90% : 난청 관련 청력 이상 확인
이명 환자 약 10% : 청력 정상

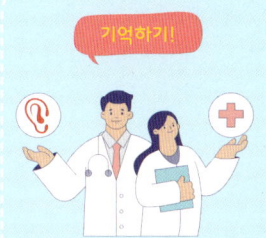

기억하기!

**청력이 정상이어도 이명을 느낄 수 있어요!**
사람은 주파수 약 20kHz의 고음 소리까지 들을 수 있으며 일상 중 대화음은 4~5kHz 이하 영역에 분포합니다. 한국어는 서양에 비해 파찰음·마찰음 등 고주파 음의 비율이 낮아 실제 대화음은 이보다 더 낮은 주파수입니다. 이와 관련 청력검사에서 고주파수에서의 난청이 확인돼도 약 4kHz 이하 주파수의 청력이 정상인 경우, 주관적으로 청력 이상을 느끼는 비율이 낮을 수 있습니다.
특히 노화성 난청과 소음성 난청은 약 4kHz 이상의 고주파 영역에서 청력 손상이 시작되기 때문에 처음에는 주관적으로 청력 이상을 느끼지 못하지만 이명을 느낄 수 있습니다.

# 3
# 이명의 종류

이명은 소리가 자신에게만 들리는지, 타인에게도 들리는지에 따라 자각적 이명과 타각적 이명으로 구분되며, 자각적 이명은 그 유형과 정도에 따라 병적 이명과 생리적·일시적 이명으로 분류된다.

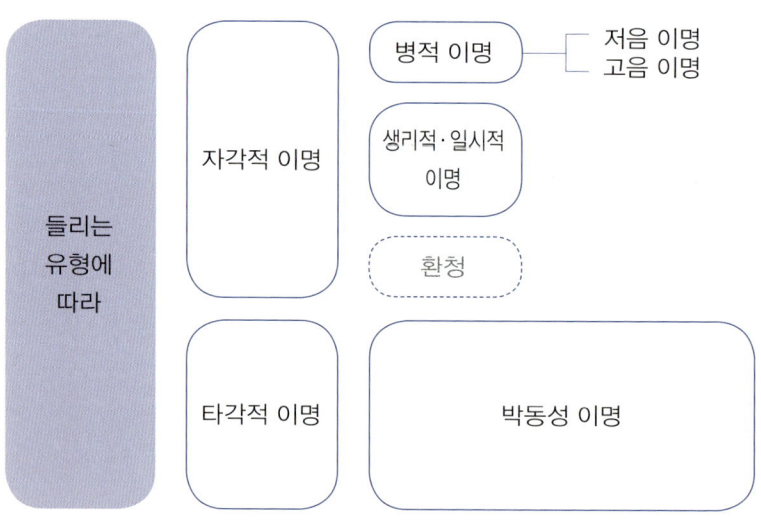

## 자각적 이명

자각적 이명은 증상을 겪는 당사자에게만 소리가 들리는 이명이다. 주로 메니에르병, 난청, 머리 외상, 귀에 영향을 주는 이독성 약물, 청신경 종양, 중이염 등이 원인이 된다.

자각적 이명은 증상의 정도와 소리 유형에 따라 치료가 필요한 병적 이명과 일시적으로 나타났다가 사라지는 생리적 이명으로 구분된다.

### (1) 병적 이명

소리의 유형에 따라 크게 고음 이명과 저음 이명으로 구분할 수 있고, 한 가지가 아닌 여러 종류의 소리가 섞여서 들리는 경우도 많다.

**고음 이명**
가장 흔한 유형으로 청력장애가 있는 소음성·노화성 난청에서 많이 발생

찌잉~, 위잉~, 쉬익~
매미, 바람, 비 오는, 쇠 가는, 전자기구의 전파음 등

**저음 이명**
메니에르병 같은 저음 청력 손상이 있을 때 많이 발생

웅~웅~ 엔진 소리
부르릉~ 기계 진동음
냉장고 돌아가는 소리 등

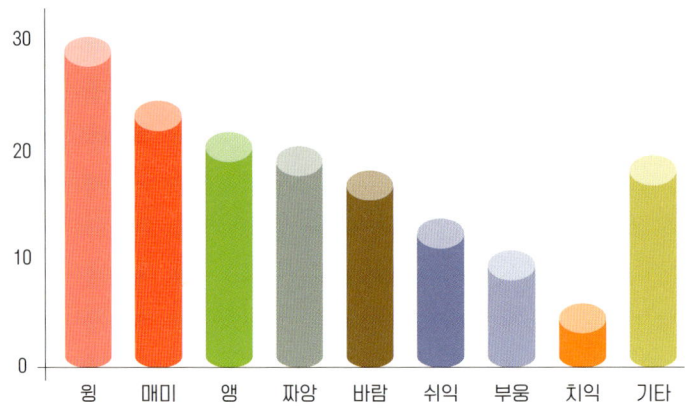

※ 자료 출처 : 대한이비인후과-두경부외과학회지 1995

## (2) 생리적·일시적 이명

생리적 이명은 아주 드물게 한쪽 귀에서 삐~, 쏴~ 같은 소리가 약 10초 동안 들리다가 금방 사라지는 특징을 갖고 있다. 일반인의 약 75%가 경험하며 대개는 걱정할 필요가 없다.

일시적 이명은 소음에 노출된 후 일시적으로 발생하는 이명으로 청각외상을 원인으로 한다. 흔히 장시간 음악을 크게 듣거나, 한동안 시끄러운 환경에 있다가 벗어나면서 발생하며 귀가 멍해지면서 이명 소리가 들리지만 금방 사라진다.

✚ 환청도 이명일까?

기본적으로 환청은 병적 이명과 다른 증상이다. 조현병처럼 정신질환이 있을 때 나타날 수 있으며 주로 말소리나 노랫소리가 들린다. 심각한 심리적 충격을 겪었을 때 발생하기도 한다.

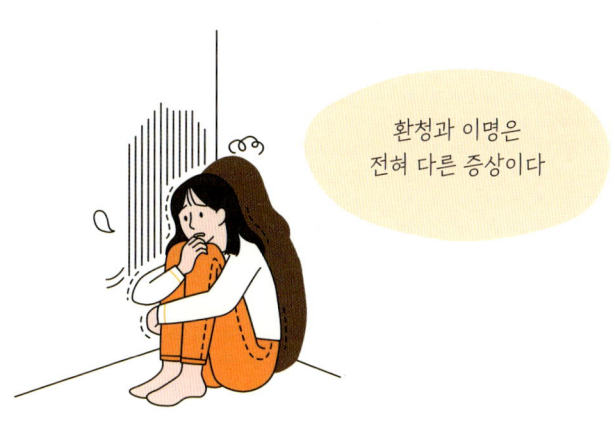

환청과 이명은 전혀 다른 증상이다

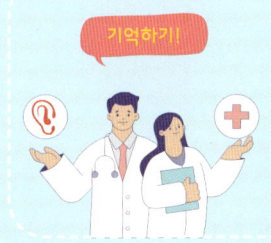

기억하기!

**생리적·일시적 이명은 전혀 걱정할 필요가 없다?**
생리적 이명이 자주 또는 거의 매일 발생한다면 병적 이명으로 악화될 수 있으므로 의사의 진료와 검사가 필요합니다. 일시적 이명 역시 하루 이틀 이상 지속된다면 방치해두지 말고 의사에게 진단을 받는 것을 권유합니다.

## 타각적 이명

타각적 이명은 머릿속이나 귀 주변을 지나는 혈관에서 나는 소리, 귀와 목 주변 근육의 수축 또는 경련에 의한 소리, 턱관절 기능 장애, 이관기능 장애, 심장, 뼈 등 몸속에서 발생하는 소리가 귀에 전달되면서 나타난다. 소리가 본인뿐 아니라 타인에게도 들릴 수 있다.

• 박동성 이명

한쪽 귀에서 심장 박동 같은 두근거리는 소리가 나고, 자세나 머리 움직임에 따라 소리가 더 커지거나 작아지는 경우, 특히 손목에서 맥을 짚을 때 맥박과 박자가 일치하는 이명을 '박동성 이명'이라고 한다.

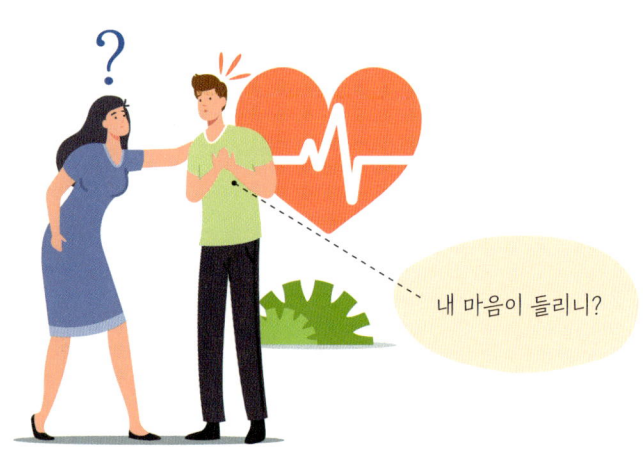

### • 박동성 이명의 원인

주로 머리에서 심장으로 가는 귀 주변 큰 정맥의 한 쪽이 비대칭적으로 클 경우 시간이 흐르면서 이 정맥을 둘러싸고 있는 뼈가 얇아지거나 일부 결손이 생기게 된다. 이때 이 혈관을 지나가는 혈액에 소용돌이치는 와류가 발생하고, 이 와류에 의해 발생한 소리가 귀에서 감지되면서, 맥박 소리를 느끼게 되는 것이다. 심장에서 머리로 가는 혈관인 동맥에 의한 박동이나 *동정맥루에 의해서도 박동성 이명이 나타날 수 있다.

*동정맥루 : 동맥과 정맥이 연결돼 혈류가 모세혈관을 거치지 않고 두 혈관 사이로 흐르는 상태

정맥이나 동맥에서 기원하는 박동성 이명은 주로 저주파의 낮은 소리로 느껴진다. 반면 동정맥루로 발생하는 박동성 이명은 좀 더 고주파의 높은 소리로 발생한다.

나아가 혈관 구조에는 문제가 전혀 없지만 머릿속 혈압이 증가해서 맥박 소리가 귀로 전달돼 들리는 '두개 내 고혈압'이 원인인 경우도 있다. 또 반고리관의 뼈 결손이 있어도 박동성 이명이 들릴 수 있다.

박동성 이명 환자들은 소리가 나는 쪽 또는 반대쪽으로 고개를 돌릴 때 소리가 커지거나 작아지고, 배에 힘을 주거나 무거운 물건을 들 때 소리의 크기가 변한다고 호소한다. 누워있을 때나 특정 방향으로 고개를 돌렸을 때 소리가 더 커져서 잠을 청하는데도 방해가 되기도 한다.

### 박동성 이명

귀·목·머리 부위의 혈관·근육·뼈 등
다양한 조직의 수축·경련으로 발생
(쌕~쌕~쌕~쌕~, 웅~웅~웅-웅~, 두두둑~ 두두둑~
지지직~지지직~, 투투~ 투투툭~, 딱~ 따닥따다닥~)

### 박동성 이명 소리 특징

- 정맥·동맥이 원인이면 저주파의 낮은 소리가 난다
- 동정맥루가 원인이면 고주파의 높은 소리가 난다
- 소리가 나는 쪽 또는 반대쪽으로 고개를 돌릴 때 소리가 커지거나 작아진다
- 소리 크기가 배에 힘을 주거나 무거운 물건을 들 때 변한다

### 박동성 이명 발생에 영향 미치는 요인

- 머리에서 심장으로 가는 귀 주변 큰 정맥
- 심장에서 머리로 가는 동맥
- 동정맥루
- 두개 내 고혈압
- 반고리관의 뼈 결손

#### • 박동성 이명 검사 & 방법

박동성 이명이 확인되면 우선 귀 내시경 진찰을 통해 고막이 정상인지 아닌지 진단한다. 고막 안에 혈관성 종양이나 정상적으로 노출되지 말아야 할 큰 혈관들이 노출돼 박동성 이명이 발생할 수 있기 때문이다. 이 경우 순음청력검사와 어음청력검사를 시행해 보면 박동성 이명 증상이 심한 환자는 이명이 들리는 쪽 귀의 저음 청력이 감소한 경우가 많다. 하지만 실제로 청력이 떨어진 것이 아니다. 박동성 이명음이 주로 저주파음이어서 저주파음에

대한 청력 검사를 할 때, 작은 소리는 박동성 이명음에 가려지기 때문이다.

박동성 이명은 정맥 문제로 생기는 경우가 가장 많아 측두골 단층촬영(CT) 검사를 기본적으로 실시한다. 아울러 혹시 있을 수 있는 동맥 문제를 확인하기 위해 두부 MRI와 MRA로 혈관을 보는 검사를 시행하는 사례가 많다. 또 정확한 원인을 파악하기 위해 드물게 뇌혈관 조영술이라는 검사를 진행하기도 한다.

**박동성 이명에 시행할 수 있는 검사들**
- 귀 내시경 진찰
- 순음청력검사
- 어음청력검사
- 측두골 단층촬영(CT)
- 두부 MRI, MRA
- 뇌혈관 조영술

### • 박동성 이명 원인별 치료법

박동성 이명의 치료·관리에서 가장 중요한 것은 원인이 무엇인지 파악하는 것이다. 박동성 이명은 영상 검사에서 특별한 혈관 이상이 발견되지 않는 경우가 많다. 이때 수개월 정도 경과를 관찰하면 박동성 이명이 작아지거나 소실되기도 해서 바로 수술이나 시술을 고려하지는 않는다.

박동성 이명의 원인으로 두개 내 고혈압이 의심되면 뇌압을 낮춰 증상을 개선할 목적으로 일시적 또는 장기간 이뇨제를 사용한다.

박동성 이명 원인 중 귀 근처에 있는 큰 정맥 문제가 확실하면 대부분 증상이 점점 심해진다. 때문에 이비인후과적 수술을 통해 뼈에 덮여 있지 않거나 뼈가 얇아져서 와류가 발생할 것으로 의심되는 부위를 보강해 주면 증상이 완전히 사라지거나 많이 개선된다.

박동성 이명의 원인이 비정상적인 동정맥루일 경우 점점 크기가 커지고 복잡한 연결이 생기면서 장기적으로 뇌출혈 위험성도 높아지므로 반드시 치료해야 한다. 이 경우 신경외과 전문의와 협진을 통해 혈관 내로 접근해서 동맥과 정맥의 교통을 차단하는 혈관 내 시술로 완치 또는 큰 증상 개선 효과를 볼 수 있다.

박동성 이명은 증상이 수 주 이상 지속될 경우 반드시 이비인후과 전문의를 찾아 상담 및 필요한 검사를 받아야 한다.

### 박동성 이명 치료 방법
- 영상 검사에서 혈관 문제가 발견되지 않으면 수개월 경과 관찰
- 귀 주변 큰 정맥 문제 : 수술로 와류 발생 의심 부위 보강
- 동정맥루 : 신경외과 전문의와 협진으로 혈관 내 시술 시행
- 두개 내 고혈압 : 이뇨제 처방으로 뇌압 낮춰

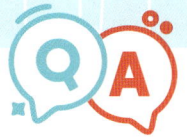 이명, 이게 궁금해요!

## Q1. 이명은 한쪽 귀에서만 들리나요?

A. 이명은 양쪽 귀보다 한쪽 귀에서만 들리는 경우가 더 많습니다. 하지만 시간이 지나면서 한쪽 귀에서 들리던 소리가 반대쪽에서 나타나기도 합니다. 이명이 양쪽 귀에 발생할 때 소리 종류는 대부분 비슷하지만, 양쪽 귀의 청각 차이가 큰 경우 서로 다른 소리를 들을 수도 있습니다. 양쪽 귀에서 들리는 이명이 한쪽 귀의 이명보다 더 크고 더 괴롭습니다.

## Q2. 이명이 있으면 청력이 더 나빠지나요?

A. 내이의 달팽이관 손상으로 청력이 약해지면 이곳에 연결된 청각 신경계의 이상이 생겨 이명이 동반되기도 합니다. 이명은 청각 신경계의 손상 때문에 부가적으로 발생한 결과입니다. 즉 원인과 결과가 바뀌어서 이명 때문에 청력이 떨어질 수는 없기 때문에 막연하게 청력 저하를 걱정할 필요는 없습니다.

청력 저하가 점점 심해지거나 내이 손상이 갑자기 발생하면 이명이 더 커질 수 있으나, 청력이 오랜 시간에 걸쳐 서서히 약해지는 경우 이명이 급격히 악화되는 사례는 많지 않습니다. 따라서 청력 저하를 본인이 인지할 정도가 아니거나, 청력이 떨어진 정도가 심하지 않았음에도 이명이 갑자기 생겼다면, 달팽이관과 청각 신경계 손상을 의심해야 합니다.

이명이 커진 것이 일시적인 증상에 그치지 않고 △충분히 휴식을 취했는데도 1~2일 이상 지속하거나 △별다른 이유가 없는데 커져서 일상생활을 힘들게 한다면 이비인후과에서 검진을 받아야 합니다.

### 이명과 청력과의 관계

- ✓ 청력이 이명 발생에 영향을 준다? …… O
  - 청력이 떨어지면 이명이 발생하거나 심해질 수 있다
- ✓ 이명이 청력에 영향을 준다? …… X
  - 이명이 커지거나 심해진다고 청력에 영향을 주진 않는다

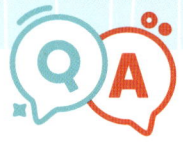 **이명, 이게 궁금해요!**

### Q3. 이명이 점차 커지면 귀 청각과 뇌 기능에 문제가 생긴 건가요?

**A.** 주관적으로 호소하는 이명 소리의 크기보다 이명 자체가 정서와 생활에 미치는 전반적인 영향을 더 중요하게 판단해야 합니다. 주관적으로 느끼는 이명 소리의 크기는 피로, 수면장애, 긴장, 스트레스, 공황장애, 우울증 등 심리적인 요소들의 영향을 많이 받습니다. 특히 음주, 약물 복용 및 수술, 사고 등 심리적 충격 후 이명 소리가 많이 커진다고 호소합니다. 때문에 청각재활과 함께 심리적인 요소에 대한 치료가 병행돼야 합니다.

#### 이명 발병 후 소리가 커지는 단계
- 이명은 소리가 처음 들리기 시작한 첫 1~2개월 동안 가장 시끄럽다
- 시간이 지나면서 점차 적응이 되면 소리가 작아진다
- 나이가 많아지며 청력이 떨어지면서 이명이 더 커질 수 있다
  (70세 이상 고령에선 이명 소리가 전보다 작아졌다는 일부 연구결과도 있음)

#### 주관적으로 느끼는 이명 소리의 일반적인 크기
- 속삭이는 말소리 정도의 아주 작은 크기
- 들을 수 있는 최소 크기보다 10~20dB 큰 정도
- 일상적인 대화 크기는 50~60dB

#### 이명이 갑자기 또는 크게 들리는 상황
- 주변 소음이 없는 조용한 곳
- 잠자기 전의 고요한 밤
- 잠에서 깬 새벽 및 아침 시간

> **기억하기!**
> 목의 근육 이상 등으로 몸에서 들리는 체성이명은 근육 피로도가 가장 심한 오후나 밤에 더 커집니다. 따라서 몸에 무리가 가는 자세를 피하고, 스트레칭과 가벼운 운동을 통해 바른 자세와 컨디션을 유지하는 것이 좋습니다.

### Q4. 돌발성 난청 후 이명이 생길 수 있나요?

**A.** 돌발성 난청이 나타난 귀에서는 대부분 이명이 동반됩니다. 내이에 있는 달팽이관의 갑작스러운 손상으로 돌발성 난청이 발생하면, 달팽이관과 연결된 청각신경계에도 이상이 생기기 때문입니다. 돌발성 난청이 생기면 우선 귀 내시경 진찰을 통해 고막에 문제가 있는지 진단합니다. 귀에 꽉 찬 귀지와 삼출성 중이염도 청력의 급격한 저하에 영향을 주기 때문에 확인합니다. 이어 순음청력검사와 어음청력검사를 통해 난청의 종류와 중증도를 평가하고, 이명도 검사를 통해 이명의 주파수와 강도를 조사합니다. 청력 검사에서 청력이 떨어진 정도가 심할수록 치료 결과가 좋지 않은 것으로 보고됩니다.

돌발성 난청 원인의 1~5%는 청신경 종양이기 때문에 필요한 경우 귀 자기공명영상(MRI) 검사를 시행하고, 선별 검사로 청성뇌간반응 검사를 실시하기도 합니다. 혈액 검사를 통해 돌발성 난청에 영향을 줄 수 있는 △바이러스 혈청 항체 △혈당 △갑상선 기능 △콜레스테롤 등을 확인하기도 합니다.

#### 돌발성 난청 & 이명에 진행하는 검사 및 특징

- 귀 내시경 검사 : 고막 상태, 귀지, 삼출성 중이염 확인
- 순음청력검사·어음청력검사 : 난청의 종류와 심한 정도 평가
- 이명도 검사 : 이명의 주파수와 강도 조사
- 혈액 검사 : 바이러스 혈청 항체, 혈당, 갑상선 기능, 콜레스테롤 확인
- 귀 자기공명영상(MRI) 검사 : 원인이 청신경 종양으로 의심될 경우

가장 대표적인 치료법은 스테로이드 요법입니다. 고용량 경구 스테로이드제를 1~2주간 복용하는 방법이 주로 사용되는데, 최근에는 주사기로 고막 속의 중이강에 스테로이드를 투여하는 '고실 내 스테로이드 주입술'도 많이 시행합니다. 당뇨병이나 간 질환이 있는 경우 먹는 경구 스테로이드제의 부작용에 취약하기 때문에 입원 치료가 필요할 수도 있으며, 입원이 힘들 경우 통원 치료로 진행합니다. 이외에도 혈액순환 개선제, 신경 안정제, 항우울제, 혈관확장제, 이뇨제 등을 복합 요법으로 사용할 수 있습니다.

보통 환자의 3분의 1은 정상 청력으로 완전하게 회복하고, 3분의 1은 청력이 개선되지만 완전히 정상으로 회복하진 않습니다. 나머지 3분의 1의 환자는 치료를 해도 청력 개선이 없을 수 있습니다. 하지만 치료를 하기 전에는 결과를 예측하기가 어려워 가능한 치료를 끝까지 진행하는 것이 권고됩니다.

#  4
# 이명의 치료와 관리

　이명은 신체적·정신적 스트레스 상황이나 수면 부족 등 수면장애로 더 악화되는 특징을 보인다. 반대로 애초에 수면 부족 자체가 원인이 돼 이명을 악화시키기도 한다. 때문에 평소에 신경을 쓰거나 스트레스를 받는 상황 및 과로를 피하고, 자주 휴식을 취하는 것이 좋다.

　만약 이명이 커져서 일상생활에 지장을 주거나 수면에 영향을 줄 정도로 불편함을 느낀다면, 단기간 신경안정제 계통의 약을 포함한 추가적인 약물 치료가 필요할 수 있다. 아울러 너무 조용한 장소에서는 이명에 신경이 집중될 수 있으므로 가급적 고요한 곳은 피하는 것이 좋다.

　이명이 생겼다면, 진찰과 검사를 통해 귀에 병이 있는 것은 아닌지 확인하는 것이 중요하다. 그러나 충분한 검사로 원인이 없다고 진단됐다면, 무작정 이명을 두려워하거나 맞서 싸우지 말고 '잊도록 노력하는 것'이 필요하다.

## 이명으로부터의 해방, '이명재활치료'

"미치겠어요. 지금도 윙윙거려서 잠을 못자요. 도와주세요."
"귀에 선풍기가 매일 돌고 있는 느낌이에요. 귀를 파내고 싶은 마음이에요."
"대인 관계를 피하게 되고, 삶의 질이 크게 떨어져요."
"너무 힘듭니다. 한약도 양약도 소용없어요."
"자나 깨나 매미 소리 때문에 죽을 지경입니다."

이명이 적절히 치료·관리되지 않고 악화되면 난청, 어지럼증, 불면증, 우울증 등 다양한 건강 문제를 동반하게 된다. 그러나 안타깝게도 이명을 난치병, 불치병으로 여기는 까닭에 환자들이 제대로 된 치료를 받고 건강을 회복하는 경우는 많지 않다. 이명을 방치할 경우 증상이 악화되면서 일상생활이 힘들어지고, 대인관계에도 악영향을 줄 수 있으므로 적절한 치료와 관리를 통해 증상을 개선하는 노력이 필요하다.

이명을 효과적으로 치료·관리하기 위해서는 주사·약물·수술 등 일반적인 의학적 방법에만 의존하는 것보다 이명을 습관화시켜서 인식하지 않게 돕는 '이명재활치료'를 활용하는 것이 좋다. 이명재활치료는 이명 치료에 신경생리학적 모델을 적용한 것으로,

이명 자체를 없애려던 기존의 방법과 다른 신개념 치료다.

이명재활치료는 이명에 대해 환자가 명확하게 아는 것에서 출발한다. 소리에 집착할수록 점차 더 크게 느끼는 이명의 악순환에서 빠져나와, 소리를 중립적인 신호로 인식하도록 돕는다. 또한 적절한 소리 치료를 통해 생활 속에서 이명이 습관화되게 만들어 궁극적으로는 이명을 인식하지 않는 단계까지 가는 새로운 치료법이다.

이명재활치료는 크게 심리 상담과 소리치료를 병행한다.

상담치료는 이명환자에게 개인 맞춤형 상담을 통해 이명에 대한 부정적인 인식이 없어지도록 하고, 감지되는 자극에 대한 반응이 사라지도록 유도하는 것이다. 이 치료법은 이명 자체를 없애려던 기존의 방법과 달리 환자가 이명에 대해 정확하게 알게 하고, 고통스러운 현상이 아닌 중립적인 신호로 인식하게 돕는 원리이다.

소리치료는 이명의 강도를 약하게 느끼게 하고, 생활 속에서 습관화를 촉진함으로써 이명을 인식하지 못하는 단계에까지 이르게 하는 치료다.

이외에 이명 환자의 상태에 따라서 △약물 △보청기 △수술 등의 치료가 필요할 수도 있다.

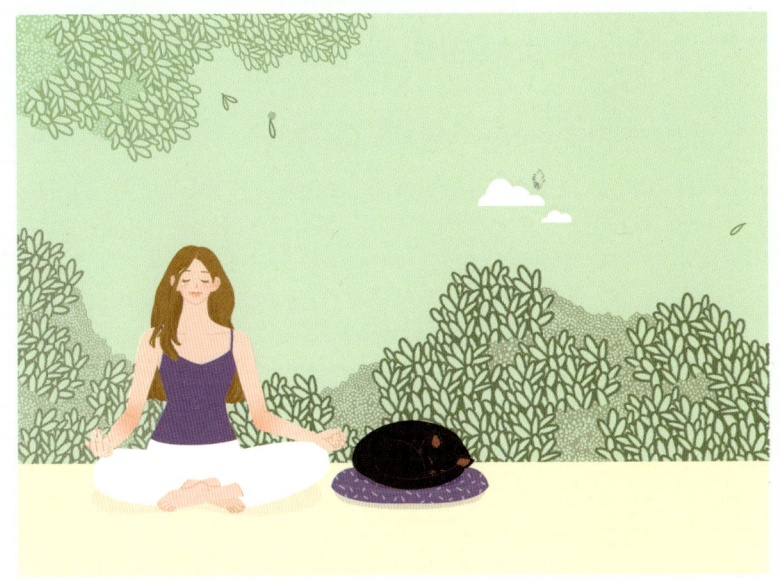

### 이명 증상 개선에 도움이 되는 방법

- 스트레스 줄이기
- 귀가 소음에 노출되는 것 피하기
- 짠 음식, 카페인 음료 섭취 줄이기
- 이명·난청 발생에 영향 주는 진통제 과량 복용 피하기
- 아미노글리코사이드 계통 항생제, 이뇨제, 아스피린 등 귀에 독성을 일으킬 수 있는 약물을 복용할 경우 의사와 상의하기

 **이명재활치료, 이게 궁금해요!**

## Q1. 이명재활치료 원리는 어떻게 되나요?

A. 소리를 전달하는 과정을 컴퓨터와 비교해 보겠습니다. 달팽이관, 청신경, 청각중추가 하드웨어라면, 소프트웨어에 해당하는 부분에는 들어오는 소리를 중요한 것과 중요하지 않은 것으로 구별하고, 기억중추와 변연계로 연결시키는 여러 프로그램이 있습니다. 어떤 프로그램은 선천적으로 존재하거나 유전된다고 추정하는데, 그중 하나가 심장박동이나 혈액이 흐르는 소리 등 인체의 과도한 소음으로부터 귀를 보호하는 프로그램으로, 그 소리들이 들리지 않도록 기능합니다.
동물들의 경우 모든 프로그램이 유전되는 것으로 생각하고 있지만 사람은 후천적으로 획득되는 프로그램이 더 많은 것으로 알려져 있습니다. 이런 청각 생리학적인 이해로부터 이명의 현대적인 치료가 발전됐습니다.

## Q2. 이명재활치료 시 가장 중요하게 고려하는 것은 무엇인가요?

A. 이명은 달팽이관을 포함한 청각신경계 전체 경로 중 어디서나 시작될 수 있습니다. 그러나 대개 피질하의 무의식 중추신경계를 통해 궁극적으로는 대뇌 피질에서 느끼게 됩니다. 때문에 실제 이명 치료에서 중요한 것은 발생한 이명이 각자의 의식적 인지에 도달하지 않도록 하는 것입니다. 즉 뇌의 무의식 프로그램을 잘 개발해서 이명 소리를 중요하지 않은 소리로 판단하게만 하면 그 사람은 이명을 의식적으로 느끼지 않게 됩니다.
예를 들어 어떤 사람이 벽걸이 시계를 구입했다면 처음 며칠 동안은 시계의 똑딱거리는 소리가 계속해서 들릴 것입니다. 그러나 곧 시계 소리에 익숙해집니다. 시계 소리가 청각기관을 거쳐 뇌로 전달돼도 뇌 피질 하의 무의식 프로그램은 시계 소리를 중요하지 않다고 판단해 더 이상 의식적인 인지 스크린에 보여줄 필요가 없기 때문입니다. 이 과정을 '습관화'라고 하며, 이를 이용한 이명치료가 이명재활치료(이명재훈련치료)인 것입니다. 이 방법이 성공적으로 이루어지면 모든 이명은 이상적으로 완치될 수 있습니다.

## Q3. 우리나라에서 이명재활치료가 활성화되지 않은 이유는 무엇인가요?

**A.** 이명재활치료의 구성 요소 중 핵심적인 것이 심리상담치료입니다. 그런데 우리나라의 경우 심리 상담치료의 필요성과 중요성에 대한 인식이 높지 않습니다. 또 환자 대부분이 주사치료, 약물치료, 수술 등 일반적인 가시적인 방법에만 의존하는 경향이 있습니다.

특히 의료인조차도 이명 치료에 대한 부정적인 시각이 있어 환자들에게 정확한 정보를 제공하지 못하는 경우도 있습니다. 우리나라 의료시스템의 현실적인 어려움으로 인해 의료 기관에서 심리 상담치료를 할 수 있는 충분한 진료 시간을 확보하기가 매우 어려운 것도 이명재활치료법이 활성화되지 못한 이유 중 하나입니다.

## Q4. 이명재활치료 효과는 어느 정도인가요?

**A.** 이명재활치료 결과는 △이명에 대한 반응의 정도 △이명 인지의 정도 △삶에 대한 영향의 변화에 대해 최소한 6개월 이상 치료를 한 후 분석합니다. 정상적인 이명재활치료를 받는 환자에서 약 80%가 치료 효과를 보이며, 이는 다른 치료법에 비해 매우 우수한 결과입니다.

### 이런 경우 이명재활치료 필요해요!

- 약물 복용에도 효과가 없을 때
- 이명으로 인해 사회생활에 장애가 있을 때
- 이명 때문에 일에 집중할 수 없을 때
- 이명에 대한 정서적인 불안감이 높을 때
- 이명으로 상실감이 클 때
- 일상생활에 불편이 클 때
- 수면장애를 초래할 때
- 청각과민증이 있을 때

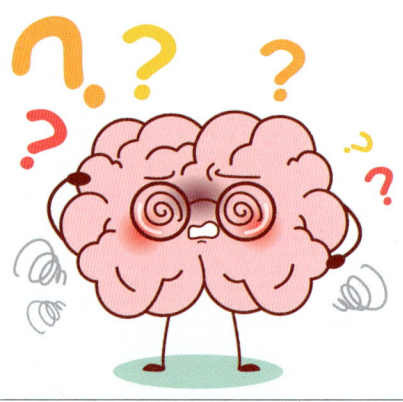

귓속 평형감각을 담당하는 곳에
문제가 생기면 …

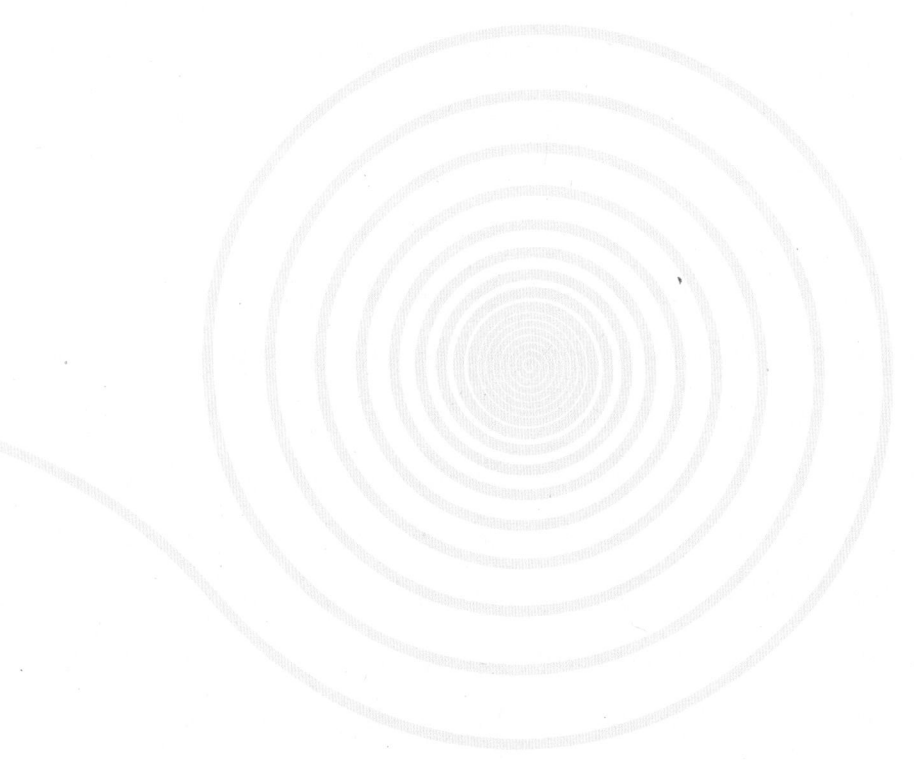

# Ⅲ. 어지럼증

## 1
## 어지럼증이 뭐예요?

평소 없던 어지럼증이 발생하면 일상이 힘들어지거나 불가능할 수도 있다. 혹시 뇌에 건강 문제가 생긴 것은 아닌지 걱정도 하게 된다. 그러나 어지럼증 원인의 70~80%는 귀에 있다.

특히 귀 중에서도 평형감각을 담당하는 곳에 문제가 생기면 어지럼증을 많이 일으킨다.

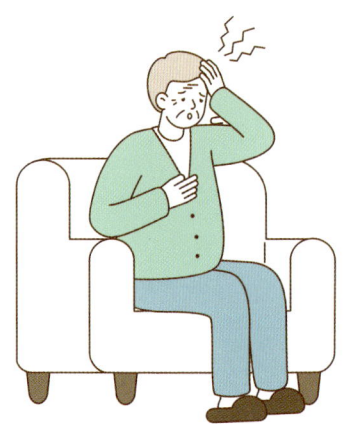

## 2 귀로 인한 어지럼증, 왜 생겨요?

평소 어지럼증을 일으키는 원인에는 빈혈, 뇌졸중, 심혈관 질환, 내분비 질환이나 약물 부작용 등 다양한 원인이 있을 수 있다. 그러나 대개 어지럼증의 주된 원인은 귓속 문제에서 시작된 경우가 많다. 신체의 평형을 유지하는 기관이 귓속에 있기 때문이다.

실제 어지럼증 원인 중 약 70~80%는 귀의 평형기능 장애와 관련 있다. 평형기능은 우리가 서 있을 때 바른 자세를 유지할 수 있게 하는데 걷거나, 뛰고, 움직일 때 쓰러지지 않고 균형감을 잡을 수 있게 한다. 또한 우리가 움직이면서 바라보는 물체가 흔들리지 않게 보이는 것도 평형기능 덕분이다. 이러한 평형기능이 제대로 유지되려면 귀에서 평형감각을 담당하는 전정기관이 건강해야 한다.

### • 평형기능 담당하는 전정기관

귀의 제일 안쪽인 내이에 위치한 전정기관은 신체 평형감각을 담당한다. 전정기관에 얹어져 있는 아주 작은 모래알 같은 이석으로 평형기능을 유지할 수 있다. 몸을 움직이거나 머리를 기울이면 전정기관 속의 이석도 기울고, 이 정보가 전정신경을 통해 뇌에 전달돼 평형을 유지하는 것이다.

귓속 문제에 따른 어지럼증의 특징은 가만히 있어도 주변이 빙글빙글 돈다거나 어지럼증과 함께 구토가 일어나거나, 난청, 이명이 동반되기도 한다.

귓속 평형기관(전정기관)의 문제로 발생한 어지럼증은 구체적인 진단과 환자 상태에 따라 치료 기간 및 방법에 차이가 있지만 대부분은 치료가 가능하다.

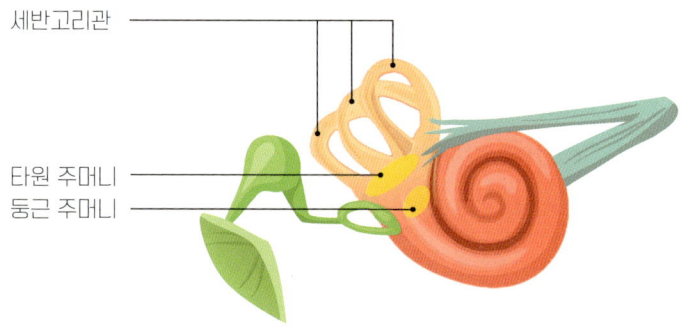

귓속 전정기관

### 어지럼증 일으키는 다양한 원인

- 평형기능 장애
- 빈혈
- 뇌졸중 등 뇌질환
- 심혈관계 질환
- 내분비 질환
- 노화
- 심리적인 요인
- 약물 부작용 등

### 귀 평형기능 문제에 따른 어지럼증 특징

- 가만히 있어도 주변이 빙글빙글 돈다
- 가만히 있으면 괜찮은데 걷거나, 움직일 때 중심을 못 잡고 휘청거린다
- 어지럼증이 있을 때 속이 메스껍거나 구토가 나타나기도 한다
- 이 같은 증상에 난청·이명이 동반되기도 한다

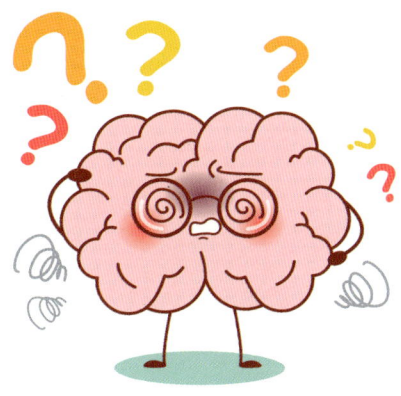

## 3
# 어지럼증 일으키는 귀 질환의 종류

어지럼증을 일으키는 대표적인 귀 질환에는 이석증·전성신경염·메니에르병·내이염 등이 있다.

### (1) 이석증

귓속 전정기관에는 다양한 크기의 미세한 돌이 얹어져 있는데 이를 '이석(耳石)'이라고 한다.

그런데 내이 속 전정기관에 있어야 할 이석이 떨어져 나와 반고리관으로 들어가 자극하는 경우가 있다. 이때 어지럼증이 발생하게 되는데 이를 '이석증'이라고 한다. 귀 질환이 원인이 된 어지럼증 중 가장 흔한 원인이기도 하다.

반고리관이란 신체가 회전하는 정도를 감지하는 곳으로 모양이 반쪽 고리 모양 같아서 붙은 이름이다. 반고리관은 양쪽 귀에 각각 세 개씩 있으며 위치에 따라 앞 반고리관, 뒤 반고리관, 옆 반고리관으로 부른다.

이석증은 떨어진 돌가루가 세 개의 반고리관 중 어디에 들어가느냐에 따라 종류가 나뉜다. 또 반고리관의 감각기관인 팽대부릉정에 이석이 부착돼 이석증이 발생하기도 하는데, 팽대부릉정 이석증은 어지럼증이 심하고, 지속적으로 나타나는 유형이다.

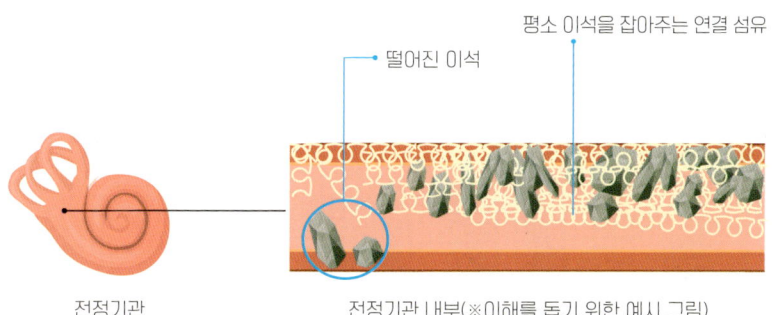

### 이석증의 유형

- 앞·뒤·옆 반고리관 중 한 곳에 발생하는 이석증
- 여러 반고리관에 동시에 발생하는 다발 부위 이석증
- 반고리관의 감각기관인 팽대부릉정에 이석이 붙는 팽대부릉정 이석증

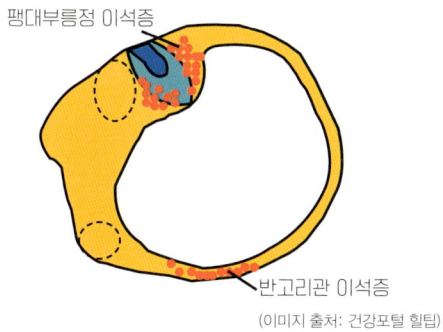

(이미지 출처: 건강포털 힐팁)

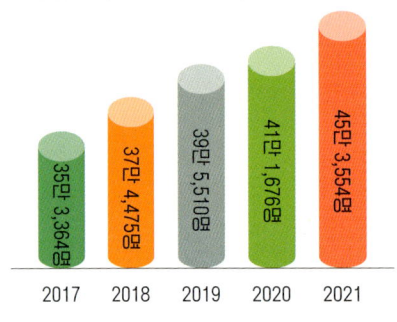

**이석증 발생 과정**

① 귓속 제일 안쪽인 내이에서 신체 평형감각 담당하는 '전정기관'

② 전정기관에 얹어져 있는 다양한 크기의 미세한 돌가루 '이석'

③ 이석 떨어져 나와 신체 회전 감지하는 반고리관에 들어가 자극하면 어지럼증 발생

④ 반고리관의 감각기관인 '팽대부릉정'에 이석 붙으면 어지럼증 심하고 오래 지속

**이석증 진료 환자 매년 증가**

- 2017: 35만 3,364명
- 2018: 37만 4,475명
- 2019: 39만 5,510명
- 2020: 41만 1,676명
- 2021: 45만 3,554명

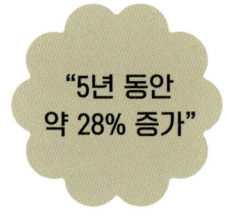

"5년 동안 약 28% 증가"

※ 자료 : 건강보험심사평가원

　이석증은 특별한 원인 없이 발생하거나 머리에 가해진 심한 충격 또는 귓속 내이 질환에 의해 발생하는 것으로 알려졌다. 또한 입원이나 거동이 불편한 상황에서 장기간 누워 있거나 비타민D가 부족한 경우에도 이석이 유발될 수 있으므로 주의가 필요하다.

　이석증으로 인한 어지럼증은 머리를 위·아래·좌·우 특정 방향으로 움직일 때 갑자기 일시적으로 발생하고, 대부분 1분 미만으로 지속된다는 특징이 있다. 구토가 동반되기도 하고, 머리를 움직이지 않고 있으면 시간이 지나면서 점차 나아진다.

### • 이석증의 진단 & 치료

머리를 움직일 때 반고리관 속 이석이 반고리관을 자극하는데, 이때 반사적으로 눈이 움직이는 '안진'이 발생한다. 이러한 안진을 전정기능검사로 확인하고, 다른 질환으로 나타나는 이상 유무를 확인해 이석증을 진단하게 된다. 나아가 이석증의 정확한 발병 위치를 파악하고, 치료에 적용하는데 활용한다.

### ① 이석정복술

이석증은 대부분 간단한 물리치료인 이석정복술로 치료할 수 있다. 고개의 위치를 바꿔가며 진행하는 이석정복술을 통해 반고리관에 들어간 이석을 원래 위치인 전정기관으로 이동시키는데, 이석이 반고리관의 팽대부릉정에 붙어 있는 경우 떼어내야 하기 때문에 수차례 반복하며 치료기간이 길어질 수도 있다. 이석정복술로 치료 효과를 보지 못하면 장기적인 전정재활치료나 매우 드물게 수술이 필요할 수도 있다.

### ② 약물치료

약물치료는 이석증의 근본적인 치료는 아니지만 어지럼증이 심한 경우 일시적인 증상 완화를 위해 제한적으로 사용할 수 있다.

 **이석증, 이게 궁금해요!**

## Q1. 이석증으로 인한 어지럼증 후 이명이 생겼는데 관련이 있나요?

A. 이석증에 걸린 후 이명을 경험하거나 이석증 치료 후 어지럼증은 개선됐지만 이명이 지속한다고 호소하는 경우가 있습니다. 어지럼증과 이명은 서로 상관없는 경우도 있고, 밀접하게 관련된 경우도 있으므로 이같은 상황이 발생하면 반드시 이비인후과 진료가 필요합니다.

우리 몸이 정상적인 상태일 때는 청각신경계에서 여러 가지 기전을 통해 이명을 억제하지만 신체가 스트레스를 받거나 병에 걸려서 상태가 좋지 않으면 청각신경계의 이명 억제 기능이 약해지면서 이명이 커질 수 있습니다. 이는 청각세포의 손상이 발생해서 그런 것은 아니며, 신체가 건강해지면 이명도 같이 좋아질 가능성이 높습니다.

### 이석증 치료 중, 치료 후 최소 7일 동안 지켜야 할 것

- 머리를 심하게 움직이는 과격한 운동·행동을 피한다
- 갑자기 머리를 확 돌리는 행위를 자제한다
- 잘 때 베개 높이를 약간 높게 한다
- 잠잘 때 이외에는 너무 오랫동안 누워 있지 않는다
- 스트레스를 줄인다

**기억하기!**

**이석정복술 주의사항**

이석증을 자가치료한다는 이유로 머리를 임의적으로 흔들 경우 이석증을 악화시킬 수 있습니다. 이석정복술은 임상경험이 풍부한 전문 의료진에게 정확한 진단을 받고, 올바르게 치료 받아야 안전합니다.

### (2) 전정신경염

전정신경염은 귀에서 평형기능을 담당하는 전정기관의 기능이 자극을 받거나 갑자기 감소하면 발생한다. 귀에는 크게 △청각 △균형감 △얼굴표정근육을 담당하는 신경이 지나가는데 그중 균형을 잡는 역할을 담당하는 전정신경에 바이러스성 염증, 일시적인 혈류 공급 장애 등이 생기면 갑작스럽게 빙글빙글 도는 심한 어지럼증과 구토증상이 나타나는 것이다.

심한 어지럼증은 수시간에서 수일 내에 점차적으로 개선되지만 이후 고개를 돌리거나 움직일 때 어지럼증이 나타나거나, 걸을 때 똑바로 걷지 못하는 증상이 몇 주 정도 지속되는 경우가 많다. 잘 회복되지 못하는 경우 만성적으로 어지럼증을 느끼는 환자들도 있다. 때로는 어지럼증이 몇 개월간 지속하기도 하고, 구토를 동반하는 경우가 많아서 뇌 질환과 혼동하게 된다.

우리가 가벼운 질환으로 넘기는 감기 역시 후유증으로 전정신경염을 일으킬 수 있다. 실제 전정신경염은 환절기철 증가하는 감기와 함께 많이 발병한다. 최근 환자가 증가하는 추세이며, 특히 30·40대 환자 비율이 전체 환자의 약 23%를 차지할 만큼 젊은 층에서 많이 발생하는 질환이다.

• 전정신경염의 진단 & 치료

전정신경염이 의심되면 전정기능검사를 통해 진단한다. 전정신경염 때문에 어지럼증이 심하고, 구역과 구토가 동반돼 힘들다면 전정억제제·안정제·위장약 등 약물과 전정재활 치료를 병행하게 된다.

※ 전정기능검사 방법

① 비디오안진검사

눈동자의 반응을 살펴보는 검사다. 아무런 자극 없이 유발되는 안진(눈동자의 움직임)과 불빛을 좌우로 따라 보는 반응을 측정한다. 또 머리의 위치를 다르게 했을 때 발생하는 안진이나 갑작스러운 자세 변화를 일으켰을 때 눈동자 변화도 살핀다.

② 온도안진검사

양쪽 귀 외이도에 냉수와 온수를 교대로 넣어주면서 어지럼증을 유발한 후 양쪽 귀 전정기능 손실 여부를 각각 평가할 수 있다.

③ 회전의자검사

회전의자에 머리를 고정하고 앉은 후 각기 다른 속도의 회전자극에 대한 안구운동 결과를 살펴본다.

④ 동적시력검사

몸의 중심을 잡는 기능을 객관적으로 평가한다. 실제적인 평형 유지 능력을 살피고, 치료에 따른 기능 회복 정도를 파악한다.

### ※ 전정재활치료와 종류

전정신경염으로 생긴 어지럼증과 균형감의 소실은 조기에 재활치료를 시작함으로써 일상생활에 필요한 정도의 평형기능을 회복할 수 있다.

전정재활운동은 시각강화운동, 체성감각강화운동, 일반조절적응운동의 세가지로 구분되며, 적절한 운동을 선택하여 치료의 효과를 극대화함으로써 만성적인 어지럼증으로의 이행을 방지할 수 있다.

1. 시각강화운동
   눈을 움직이면서 어지럽지 않게 물체를 주시하는 기능을 강화함

2. 체성감각강화운동
   움직이면서 자세를 그대로 유지할 수 있게 함

3. 일반조절적응운동
   일상생활에서의 적응훈련

# 전정재활운동법

## 시작 전 알아두기

① 전정재활운동은 증상 발생 이후 가능한 빨리 시작하는 것이 좋다
② 전정재활운동은 어지럼이 유발되는 동작들로 구성되기 때문에 운동 초기에는 오히려 더 어지러워질 수 있다. 하지만 자세나 동작을 반복함에 따라 어지러운 느낌이 점차 줄어든다
③ 모든 자세와 동작을 한꺼번에 시행하기보다는 자신의 능력에 맞게, 가능한 동작부터 시작하도록 한다
④ 반복된 자세나 동작으로 전정재활운동 중에 어지럼이 더 이상 느껴지지 않는다면, 운동 강도를 좀 더 높여야 한다
⑤ 전정재활운동 중에는 낮은 강도부터 강한 강도까지 다양하게 운동을 반복하는 것이 좋다. 그래야 실생활에 이용할 수 있는 전정 기능으로 회복시킬 수 있다
⑥ 전정재활운동은 이석증을 제외한 모든 어지럼증 완화에 도움이 된다

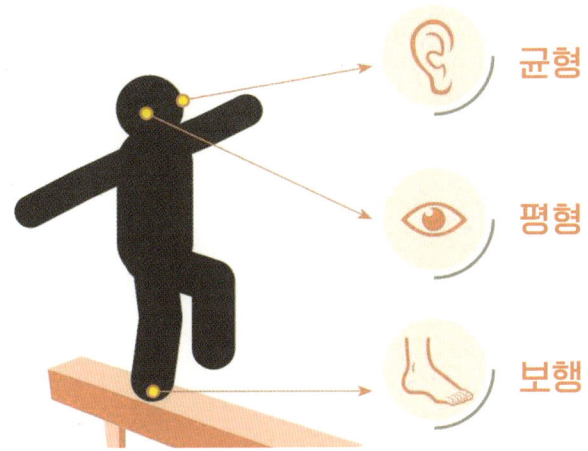

> **주의사항**

1. 운동시간은 한 번에 약 20~30분 정도가 좋다
2. 안전하고 편안한 장소에서 시행하도록 한다
3. 가급적 보호자와 함께 하는 것이 좋다
4. 활동이 편한 복장과 맨발(양말 착용) 상태로 시행한다
5. 컨디션이 안 좋을 때는, 무리해서 진행하지 않는다

## 1. 시각강화운동

> **주시운동**

• 번갈아보기(시선고정)

① 머리를 고정한 후, 움직이지 않는 두 물체를 번갈아 본다.

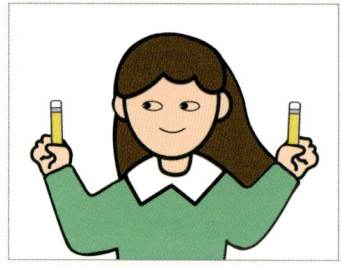 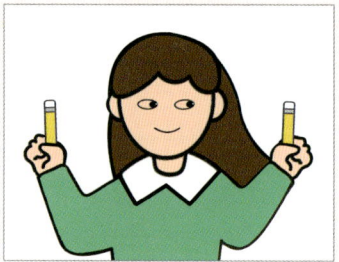

익숙해지면 점점 속도를 빠르게 시행

물체와 시선을 우측에 고정(8초) → 좌측에 고정(8초) → 아래 고정(8초) → 위에 고정(8초) → 오른쪽 아래 대각선에 고정(8초) → 왼쪽 위 대각선에 고정(8초) → 왼쪽 대각선 아래 고정 (8초) → 오른쪽 위 대각선에 고정(8초)

• 따라보기(몸이 불편하면 누워서 가능)

① 머리를 고정한 후, 눈으로만 좌·우로 움직이는 물체를 따라 본다.(10초)

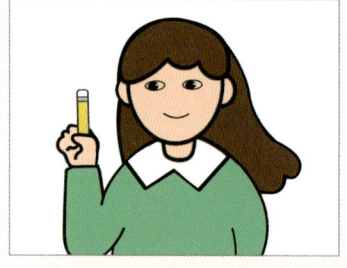 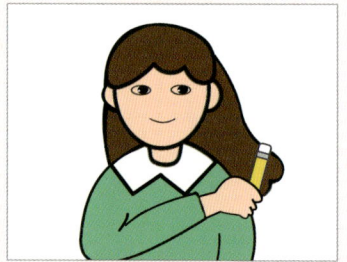

반복적으로 시행하고, 익숙해지면 점점 속도를 빠르게 시행

② 머리를 고정한 후, 눈으로만 위·아래로 움직이는 물체를 따라 본다.(10초)

> **시고정 + 머리운동**

① 눈앞의 목표물에 시선을 고정하고 머리를 좌·우로 움직인다.

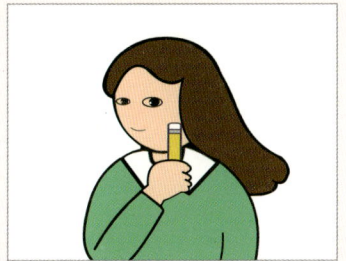 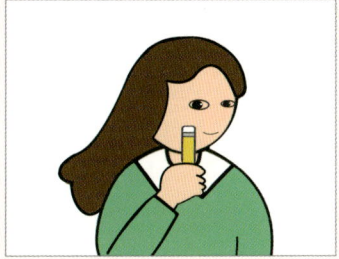

반복적으로 시행하고, 익숙해지면 점점 속도를 빠르게 시행

② 눈앞의 목표물에 시선을 고정하고 머리를 위·아래로 움직인다.

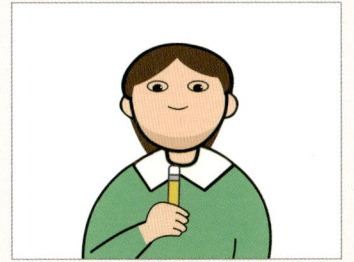 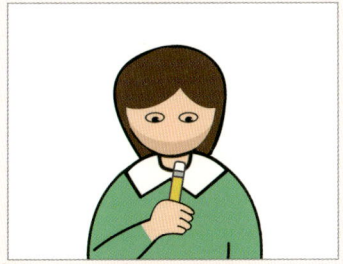

반복적으로 시행하고, 익숙해지면 점점 속도를 빠르게 시행

### 시운동 + 머리운동

① **물체와 머리를 좌·우로 엇갈리게** 움직인다. **시선은 물체를** 따라간다.

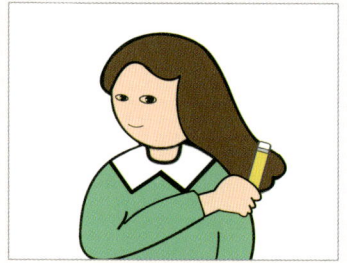 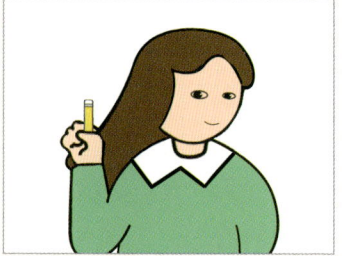

반복적으로 시행하고, 익숙해지면 점점 속도를 빠르게 시행

② **물체와 머리를 위·아래로 엇갈리게** 움직인다. **시선은 물체를** 따라간다.

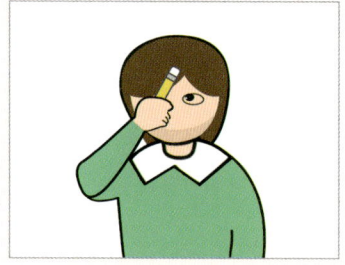 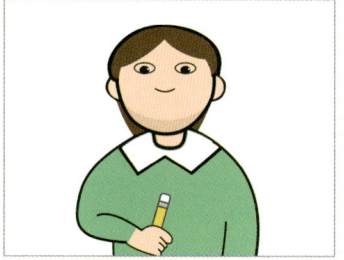

반복적으로 시행하고, 익숙해지면 점점 속도를 빠르게 시행

### 몸 움직임 + 머리운동

① 머리를 좌·우로 움직인다.
② 머리를 위·아래로 움직인다.
③ 앉은 자세에서 일어섰다 다시 앉는다.
④ 앉은 자세에서 일어나면서 오른쪽(왼쪽)으로 돌아선다.

## 2. 체성감각강화훈련

### 서있기 - 벽 앞에서 시행

① 양 발을 어깨너비로 벌리고 벽에 기대 서기(10초)
- 몸만 벽에서 떨어뜨리기(10초) → 벽에서 손 떼기(10초)
  → 평형 유지하며 서 있기(10초)

② 양 발 붙이고 서 있기
- 눈 뜨고 서 있기(10초) → 눈 감고 서 있기(10초)
  ➡ 몸이 흔들리지 않게 평형을 유지

③ 발 벌리고 서 있기
- 양 발을 발길이만큼 벌리고 오른발이 왼 발 앞에 일자 되게 놓고 자세 유지(10초)
- 양 팔 벌리고 앞 발뒤꿈치를 뒷 발의 앞꿈치에 닿게 하여 자세 유지(10초)
- 양 팔 벌리고 발뒤꿈치를 들었다 내렸다 반복하면서 균형잡기(10초)

④ 매트리스(이불) 위에서 서 있기(발목운동)
- 발을 양옆으로 벌리고 자세 유지(10초) → 발을 붙이고 자세 유지(10초)
- 눈을 감고 발을 붙이고 자세 유지(10초)
- 팔을 벌리고 양 발을 일자로 놓고 자세 유지(10초)
- 앞 발 뒤꿈치-뒷 발 앞꿈치 붙이고 자세 유지(10초)
- 뒤꿈치 올렸다 내렸다 반복(5회)
- 팔을 내리고 자세 유지(눈 뜨고 10초 → 눈 감고 10초)
- 발을 제자리에 모으고 자세 유지(10초)

### 보행운동(걷기)

① 한 쪽 손을 벽에 기댈 수 있게 가까이 서서 걷기
   (천천히 → 빠르게, 보폭을 점점 줄이며)
② 벽에 의지하지 않고 걷기
③ 걷다가 180도 뒤돌아서 걷기
④ 눈 감고 걷기(앞으로 걷기 → 뒤로 걷기)
⑤ 똑바로 선 자세에서 시선은 정면을 보고 원을 그리며 걷기
   (큰 원 → 작은 원)
⑥ 반대 방향으로 원 그리며 걷기

### 보행운동(머리 움직이며 걷기)

① 똑바로 서서 좌우로 머리 흔들면서 걷기
   (다른 물체에 시선 집중, 천천히 → 빠르게)
② 매트리스 위에서 천천히 걷기
③ 매트리스 위에서 머리 좌, 우 돌리며 물체 보며 걷기

### 벽 대고 돌기

몸을 벽에 대고 몸을 앞뒤로 뒤집어가면서 걷기

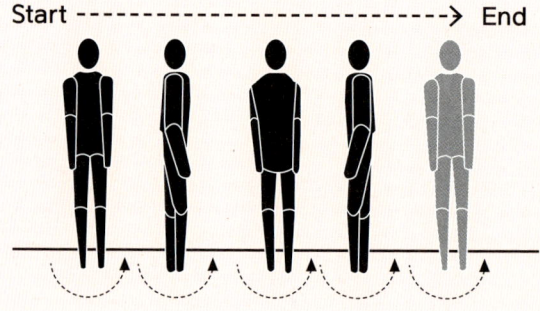

> **공 돌리기**

① 공을 들고 선 뒤, 공을 바라보면서 팔과 허리를 돌려 큰 원 그리기
   - 시계 방향, 반시계 방향 각각 5회 반복

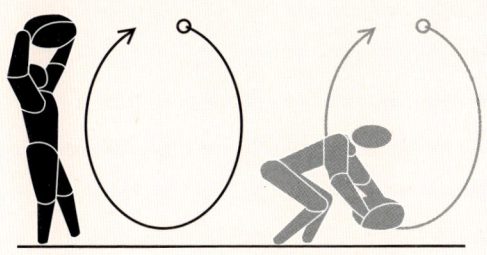

② 마주 보는 사람과 공을 던져 주고받기(약 20회)

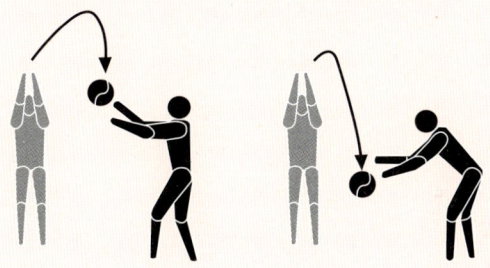

### 3. 일반조절적응운동

① 사람 없는 곳에서 천천히 걷기
② 복잡한 곳에서 걷기
   • 사람들과 같은 방향으로 걷기 → 사람들과 반대 방향으로 걷기

(자료 출처: 한국보건의료연구원, 대한평형의학회, 대한이비인후과학회, 대한이과학회)

## 전정재활운동 시행 확인표(30일)

|  | 월 | 화 | 수 | 목 | 금 | 토 | 일 |
|---|---|---|---|---|---|---|---|
| 1주 |  |  |  |  |  |  |  |
|  |  |  |  |  |  |  |  |
| 2주 |  |  |  |  |  |  |  |
|  |  |  |  |  |  |  |  |
| 3주 |  |  |  |  |  |  |  |
|  |  |  |  |  |  |  |  |
| 4주 |  |  |  |  |  |  |  |
|  |  |  |  |  |  |  |  |
| 5주 |  |  |  |  |  |  |  |
|  |  |  |  |  |  |  |  |

 **전정신경염, 이게 궁금해요!**

### Q1. 전정신경염에 따른 극심한 어지럼증, 치료가 되나요?

A. 전정신경염에 따른 어지럼증이 매우 심하면 증상을 개선할 목적으로 전정억제제나 안정제를 처방합니다. 어지럼증 때문에 동반하는 구역감·구토를 완화시키는 위장약도 복용합니다. 급성기에는 어지럼증을 완화시키는 약물치료를 하게 되고, 이후 전정기능 회복을 위한 재활 치료를 통해 회복할 수 있습니다. 주의할 것은 어지럽다고 가만히 누워있기보다 어떻게든 움직이며 균형을 잡기 위해 노력하는 것이 조기 치료에 도움이 됩니다.

### Q2. 감기 이후 심한 어지럼증이 생겼어요. 이비인후과에서 진료를 받으라는데, 무슨 검사를 받으며 검사 시 주의사항이 있나요?

A. 어지럼증을 호소하는 환자를 진단하기 위해 안구의 움직임을 살펴보는 전정기능검사를 시행합니다. 대표적인 검사는 △비디오안진검사 △온도안진검사 △회전의자검사 △동적시력검사가 있습니다.

검사 도중 일시적으로 경미한 어지럼증·구역·구토 등이 있을 수 있어 당일은 금식해야 합니다. 검사 후 증상은 곧 회복됩니다. 얼굴에 화장, 특히 진한 눈 화장 및 콘택트렌즈 착용은 피해야 합니다.

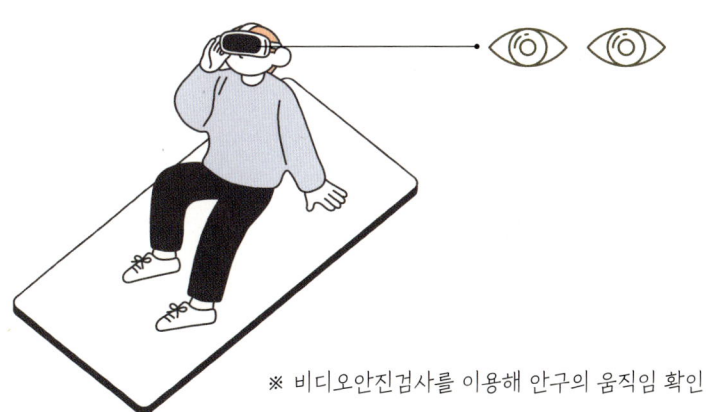

※ 비디오안진검사를 이용해 안구의 움직임 확인

### (3) 메니에르병

어지럼증을 일으키는 대표적인 귀 질환 중 이름도 생소한 '메니에르병'이 있다. 1861년에 프랑스 의학자 메니에르에 의해 알려진 이비인후과 질환으로, 대표적인 증상은 주변이 빙글빙글 도는 듯하고, 몸이 휘청거릴 정도로 심한 어지럼증이다.

메니에르병은 어지럼증과 함께 난청·이명·귀충만감 등 다양한 증상을 동반하기도 하며, 어지럼증으로 속이 메스꺼워 구토를 일으키기도 한다. 증상은 수십 분에서 수 시간 지속된다. 한쪽 귀에서 시작한 증상이 반대쪽 귀에도 나타날 수 있으며, 적절하게 치료받지 않으면 난청이 심해질 수 있다. 또한 환자별로 호소하는 증상 차이가 크고 재발 가능성이 커서 조금이라도 병이 의심되면 병원 진료를 받는 것이 바람직하다.

**메니에르병 의심 증상**
- 어지럼증
- 점차 심해지는 난청
- 이명(귀울림)
- 귀가 꽉 찬 느낌의 귀충만감

발병 원인은 아직 명확하게 밝혀지지 않았으나, 달팽이관의 림프액 조절 문제로 달팽이관 속에 물이 과도하게 차는 내림프수종 탓에 발생하는 것으로 생각되고 있다. 증가된 림프액이 귓속 압력을 높여서 메니에르병에 영향을 주는 것이다. 이외에 △혈관문제 △자가면역 △알레르기 △바이러스 감염 등도 발병에 관여하는 것으로 추정되고 있다.

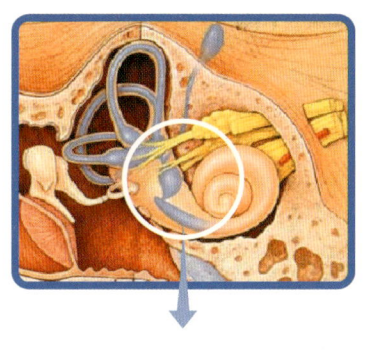
정상 상태(정상 내림프액)

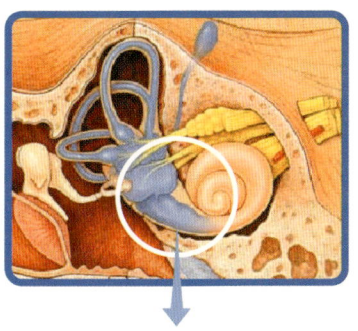
메니에르병(내림프 수종)

(이미지 출처: 건강포털 힐팁)

### 메니에르병

- 달팽이관 속에 림프액이 증가하고 압력이 높아져서 발생하는 것으로 추측
- 짠 음식 및 카페인 과다 섭취, 스트레스, 흡연, 음주 등이 영향
- 어지럼증과 함께 이명, 난청, 귀가 꽉 찬 듯한 귀충만감 등 동반

어지럼증 일으키는 귀 질환의 종류

건강보험심사평가원 통계에 따르면 메니에르병 환자는 2015년 12만 317명에서 2019년 16만 3,990명으로 약 36% 증가했다.

성별로는 여성이 약 68%를 차지해서 남성보다 2배 정도 많다. 연령별로는 40~60대 연령이 60%를 차지하고, 주로 스트레스에 많이 노출된 현대인들에게 꾸준히 늘고 있다.

**메니에르병 환자 특징**
- 최근 5년간 36% 증가
- 성별로는 여성이 약 68%로 남성보다 2배 많아
- 연령별로는 40~60대 연령 환자가 60% 차지

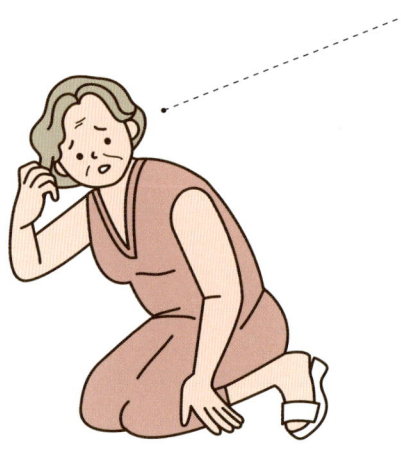

간단하게 체크해 보는,
## 메니에르병 자가진단 테스트

| check list | Yes | No |
|---|---|---|
| 1. 메스껍고 토할 정도로 심하게 주변이 빙빙 돈다 | | |
| 2. 어지럼증이 저절로 나타나며, 수십 분에서 수 시간 지속된 후 개선된다 | | |
| 3. 어지럼증이 반복적으로 나타난다 | | |
| 4. 난청이 있다 | | |
| 5. 이명이 있다 | | |
| 6. 귀 충만감(귀막힘)이 느껴진다 | | |

※6가지 증상 중 4·5·6번을 동반한 1·2·3번 증상이 있다면 메니에르병을 의심해야 한다

• 어지럼증, 메니에르병 vs 다른 질환

메니에르병의 대표적인 증상이 어지럼증이다 보니 병원에서 진단을 받기 전에는 △빈혈 △편두통 △뇌졸중 같은 어지럼증을 동반하는 다른 질환과 혼동할 수 있다. 그러나 △의식소실 △감각 이상 △팔·다리 마비 △복시 △발음장애 △심한 두통 등 뇌 문제와 관련된 증상을 동반하지 않으면서 반복적으로 어지럼증이 생기는 경우 메니에르병이나 이석증 등 이비인후과 질환을 먼저 생각해야 한다.

**메니에르병 어지럼증 특징**
- 갑자기 심하게 발생
- 짧게는 몇 십분에서 몇 시간 동안 지속
- 빙글빙글 도는 느낌
- 몸의 휘청거림
- 속이 메스껍고, 구토 동반
- 머리 움직임과 상관없이 발생

팔·다리 마비, 발음장애, 감각 이상, 심한 두통이 동반된 어지럼증이라면 이비인후과 질환이 아닐 수 있어…

### • 메니에르병의 진단 & 치료

"메니에르병, 약물+저염식으로 80% 치료"

메니에르병은 전조증상 없이 발작적으로 어지럼증이 발생하기 때문에 발병 시 일상 및 사회생활이 힘들 수 있다. 하지만 난치병은 아니다. 다른 어지럼증과 달리 검사를 통해 정확히 진단하면 대부분 치료가 가능하다.

증상이 경미하면 상담치료를 통한 경과 관찰만으로도 회복되는 경우가 있고 상태에 따라 이뇨제, 혈액순환 개선제 등 약물치료가 필요할 수 있다. 메니에르병은 대부분 음식을 짜게 먹지 않는 저염 식사요법과 약물치료로 80% 이상 치료된다. 약물치료에 효과가 없는 경우, 스테로이드나 이독성 약물을 고막 안쪽에 있는 고실에 주입해서 치료하기도 한다.

**메니에르병 치료 과정**
① 상담 치료
⬇
② 약물 치료
⬇
③ 고실 내 약물 주입치료
※ **기타 치료법** : 압력 치료, 수술

**메니에르병 개선 돕는 생활습관**
- 짠 음식 섭취를 줄인다
- 하루 섭취 나트륨이 2g 이하인 저염식을 한다
- 규칙적으로 식사한다
- 커피·녹차·탄산음료 등 카페인 함유량이 많은 식품을 줄인다
- 스트레스를 줄이고, 과로를 피한다
- 금주·금연 한다
- 혈압과 혈당 관리에 신경을 쓴다

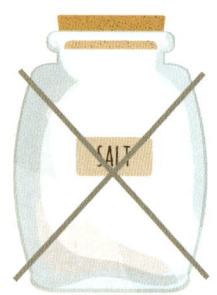

 **메니에르병, 이게 궁금해요!**

### Q1. 메니에르병 검사는 '증상이 있을 때' 또는 '없을 때', 언제 받는 게 좋나요?

A. 메니에르병 검사 시기는 진단에 큰 영향을 주지 않습니다. 메니에르병의 진단에는 어지럼증의 양상과 청각 상태 등이 중요하기 때문에 편할 때 검사하셔도 됩니다.

### (4) 내이염(미로염)

내이염은 미로염이라고도 부르며, 귀 안쪽 부위인 내이에 염증이 생기는 질환이다. 세균감염·중이염 등으로 내이 기능이 손상되면 어지럼증이 발생하는데, 어지럼증과 함께 난청·이명이 동반되는 것이 특징이다.

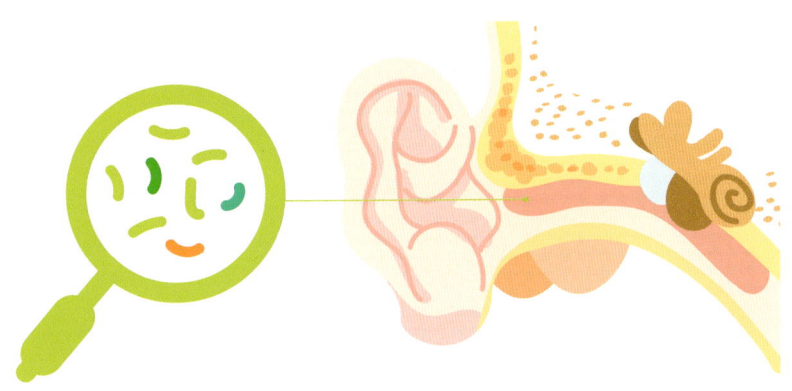

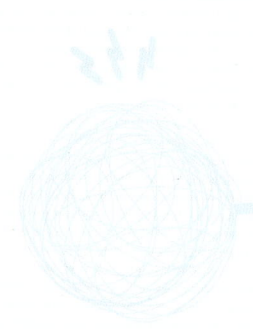

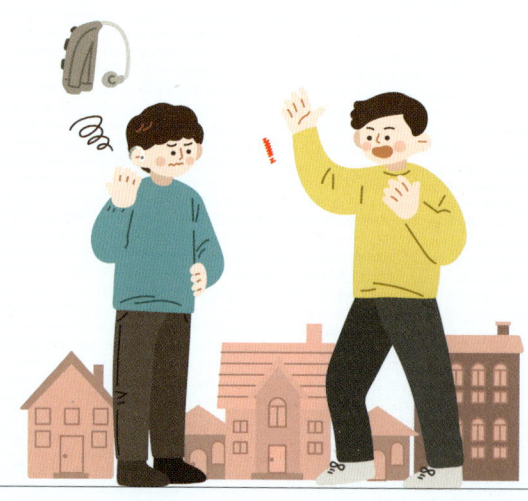

난청이 지속될 때
보청기를 착용하는 것은
자연스러운 과정

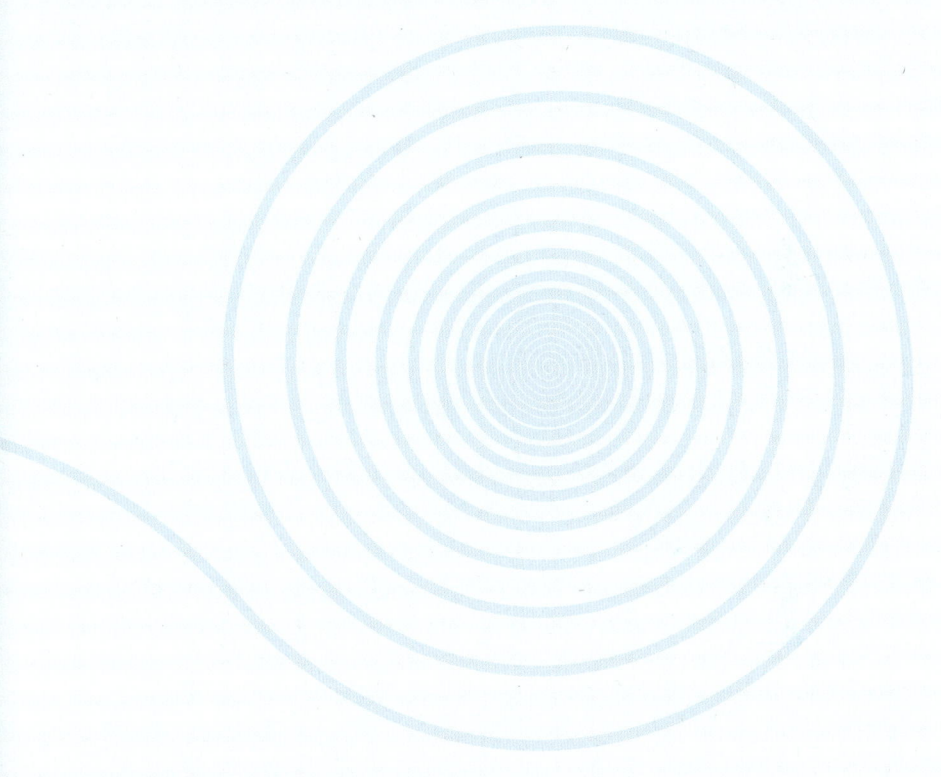

# IV. 보청기

# 1
# 보청기 착용, 왜 피하세요?

• 임플란트·안경 그리고 보청기

로널드 레이건과 빌 클린턴은 미국 대통령이었다는 점 이외에 사람들이 잘 모르는 공통점이 하나 더 있다. 두 사람 모두 재임 기간에 보청기를 착용했다는 것이다.

일반적으로 눈이 나쁘면 당연히 안경을 쓴다. 때로는 눈이 좋아도 패션 소품으로 안경을 착용하는 경우도 있다. 과거에는 안경을 쓰는 사람이 드물고 놀림감이 되기도 했지만 이제는 안경에 대한 가치관이 많이 변한 것이다.

그에 비해 보청기에 대한 인식은 예나 지금이나 변하지 않고 있다. 대한이비인후과학회의 통계에 따르면 70세 이상 고령자 가운데 70% 이상이 난청을 겪고 있고, 그중 30%는 보청기가 반드시 필요한 중등도 이상의 난청인 것으로 알려졌다. 그러나 난청 환자 중 실제 보청기를 착용하는 경우는 10명 중 1명 정도에 불과한 것으로 알려졌다. 보청기가 난청을 개선하는 가장 효과적인 치료법임에도 나이 들어 보인다는 잘못된 인식 때문에 착용을 꺼리는 것이다. 그러나 보청기를 너무 늦게 착용하면 난청 개선 효과가 감소할 수 있다. 시력이 나쁘면 안경을 쓰고, 치아가 없으면 임플란트를 하는 것처럼 난청이 지속될 때 보청기를 착용하는 것은 자연스러운 과정임을 받아들여야 한다.

더구나 최근의 보청기들은 웬만한 팬티엄급 컴퓨터를 뛰어넘는 고도의 디지털 기술이 집약된 최첨단 상징물이 됐다. 압축 기술을 적용해 작은 소리와 큰 소리, 말소리를 편안하고 더 명료하게 들을 수 있으며, 과거에는 불가능했던 TV·라디오 같은 소리를 블루투스 기술을 이용해 또렷이 들을 수 있는 첨단 보청기도 있다. 보청기 착용이 오히려 최첨단 기계를 이용하고 있다는 자부심을 가질만한 일이 된 것이다.

단, 보청기를 무턱대고 사용하면 이명과 두통이 발생하고, 오히려 남아 있는 청력까지 잃을 수 있으므로, 자신의 난청 상태와 귀 문제를 이비인후과 전문의에게 정확히 진단받은 후 '처방받은 보청기'를 사용하는 것이 바람직하다.

  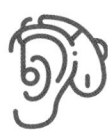

## 2
# 보청기, 언제·어떻게 선택해요?

노화성 난청이 지속되면 가급적 빠른 시간 안에 병원을 찾아 보청기 착용 여부를 진단받는 것이 중요하다. 난청을 장기간 방치할 경우 뒤늦게 보청기를 착용해도 증상 완화와 청력 개선 효과를 보지 못하기 때문이다. 부모님이 노화성 난청이라고 생각되면 자가 진단을 통해 미리 확인해 보는 것도 좋다.

**이런 증상 있으면 보청기 필요해요**
- 가족이 시끄럽다고 할 정도로 TV 소리를 높이는 사람
- 조용한 곳에서 1:1 대화를 할 때도 계속 되묻는 사람
- 시끄러운 곳에 가면 도저히 말을 알아들을 수 없는 사람
- 의학적으로 중등도 난청(40dB) 이상으로 진단받은 사람

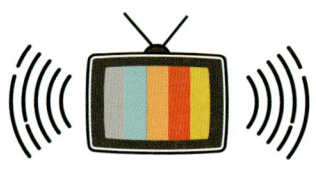

### • 보청기, '적응훈련'과 '정기적인 조절'이 필수

보청기는 구매해서 착용한다고 바로 효과를 볼 수 있는 기기가 아니다. 우선 착용자의 귀 상태 검진을 통해 적절한 제품을 구매해야 하고, 착용 후 2~3개월의 적응 기간이 필요하다.

처음 보청기를 사용한다면, 잠깐씩 사용하면서 조용한 실내에서 한 사람과 대화를 하며 적응하는 것이 좋다. 이후 1:1 대화에 익숙해지면 밖에 나가서 새소리, 자동차 경적소리, 다른 사람들의 대화소리 등 여러 가지 소리에 적응한다. 이후 1~2년마다 청각검사를 통해 보청기를 재조정하는 과정을 거친다.

처음에는 듣고자 하는 소리의 60% 정도만 들리도록 보청기 출력을 맞추고, 3개월 동안 착용자 상태를 점검하면서 출력을 조금씩 높여간다.

**보청기 착용자와 대화할 때 이렇게 하세요**
- 보청기에 적응 중인 사람과 대화 시에는 조용한 곳에서 한 명씩 말한다
- 직접 대화하는 사람 이외에 다른 사람의 말소리가 들리지 않도록 한다
- 대화 시에는 TV · 라디오 등 주변 소음을 끄거나 줄인다
- 무조건 큰소리로만 말하면 오히려 전달력이 떨어진다
- 한 글자 한 글자 또박또박 말한다
- 한 구절이 끝나는 부분에선 잠시 말을 멈추고, 이해할 수 있는 시간을 준다
- 같은 말을 반복하기보다 좀 더 쉬운 단어로 바꾸어서 얘기한다

### • 보청기, 디자인 보고 선택하면 큰일난다

보청기의 형태는 크게는 귓속형과 귀걸이형으로 나눌 수 있는데, 환자의 △청력상태 △개인성향 △생활습관 등에 따라 맞는 보청기를 적절히 착용해야 한다. 만약 보청기를 전문의의 진단없이 디자인이 마음에 드는 것으로 착용할 경우 소리를 제대로 들을 수 없을 뿐만 아니라 이명·두통 같은 부작용이 발생한다.

난청이 있는 사람마다 잘 못 듣는 주파수 소리가 다르기 때문에 해당 주파수를 잘 증폭시키는 보청기를 선택해야 청각재활 효과를 볼 수 있다.

보청기 착용 전 반드시 이비인후과 전문의의 진단을 받고, 이를 통해 난청의 원인이 무엇인지, 약이나 수술적 치료로 청각 회복이 가능한지, 보청기 사용 시 귀 상태가 더 나빠질 수 있는 염증이 있는지 종합적으로 평가해 정확한 청력 상태를 확인하도록 한다.

**보청기의 다양한 유형**
- 귀걸이형 ● 귓바퀴형 ● 외이도형 ● 고막형
- 초소형 고막형 ● 오픈형

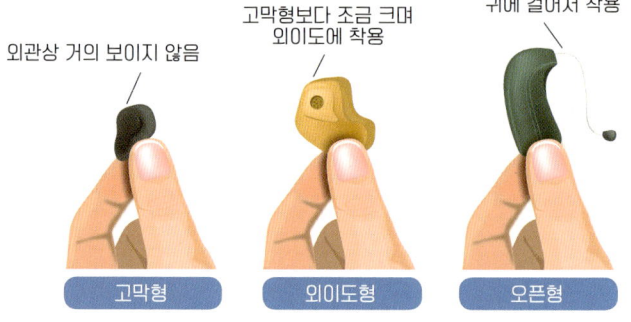

### 보청기 구입 전 확인해야 할 사항

- 난청 상태, 중이염 여부 등 현재 귀 상태 정확하게 진단
- 보청기 구입 후 장기적으로 관리·조절할 수 있는 프로그램 유무 확인
- 이비인후과 전문의에게 귀 질환 여부 진찰받은 후 처방받은 보청기 사용

### 올바른 보청기 선택과 착용 과정

① 귀 검사

노화성 난청은 노화뿐 아니라 중이염 등 다른 기타 질환으로도 나타날 수 있다. 따라서 이비인후과에서 부모님의 귀 상태와 난청 원인을 정확히 확인하는 것이 최우선이다.

② 적합한 보청기 선택

보청기는 브랜드별로 형태, 채널 사양 등 장·단점이 다르다. 청력검사를 통해 보청기가 필요한 것으로 진단되면 의료진과 상의해 착용자의 청력에 가장 적합한 보청기를 선택한다.

③ 보청기 구입 후 피팅(Fitting)

피팅(Fitting)은 자신의 청력 상태를 고려해 최적의 소리를 들을 수 있도록 보청기의 물리적·음향적 조절을 하는 최적화 작업이다. 이비인후과전문의·청각사와 상담을 통해 진행된다.

④ 장기적인 보청기 관리

보청기는 적응 훈련을 포함해 사후관리를 잘 해야 난청 개선 효과를 볼 수 있다. 보청기에 발생할 수 있는 문제와 착용 후 변화 등을 꾸준히 확인·관리해야 한다.

최적의 소리를 들을 수 있도록 보청기를 조절하는 피팅(Fitting) 과정이 필요

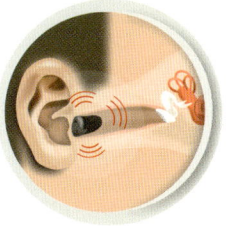

### 보청기 사용 시 주의사항

① 보청기는 개인의 청력과 귀 모양에 따라 맞춤 제작하는 제품이므로 다른 사람의 보청기를 착용하면 안 된다
② 보청기는 습기에 취약하여 고장의 원인이 되므로 세면, 샤워, 목욕 시 가급적 사용을 자제한다
③ 자기 전에 뺀 보청기는 습기를 제거하는 제습제가 들어간 보관함에 넣어둔다
④ 강한 자기장을 이용한 자가공명영상(MRI) 검사를 받을 때, 보청기가 오작동을 일으킬 수 있으므로 빼둔다
⑤ 공항 보안 검색대는 보청기를 착용하고 지나갈 수 있다

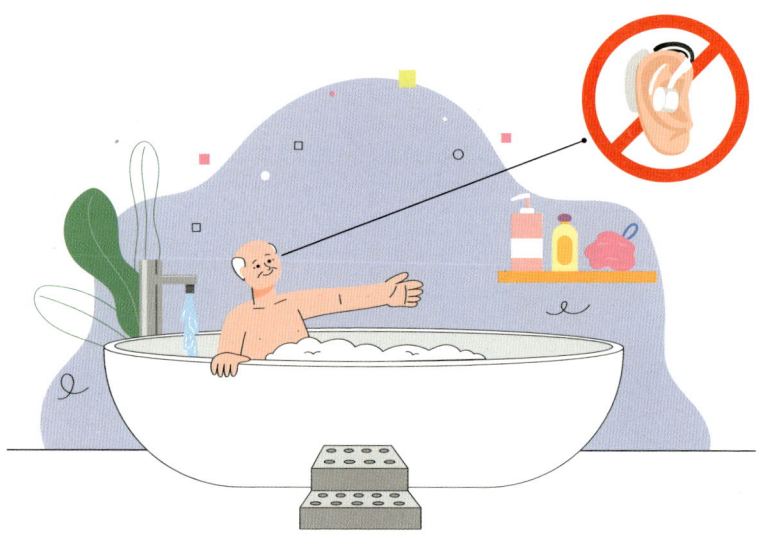

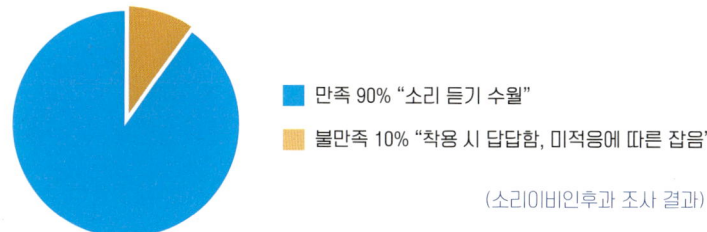

보청기 사용 만족도

- 만족 90% "소리 듣기 수월"
- 불만족 10% "착용 시 답답함, 미적응에 따른 잡음"

(소리이비인후과 조사 결과)

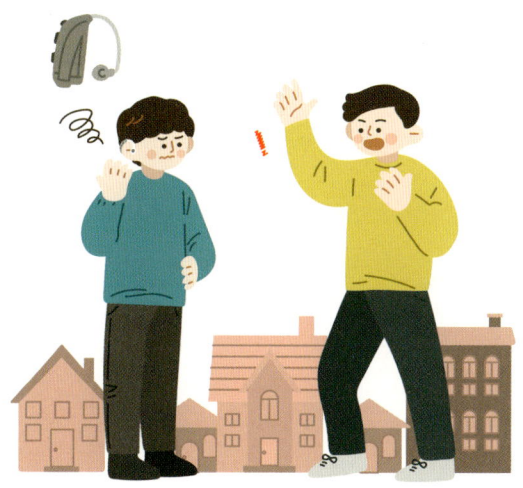

보청기는 난청을 개선하는 가장 효과적인 치료법⋯
너무 늦게 착용하면 난청 개선 효과가 감소할 수 있어⋯

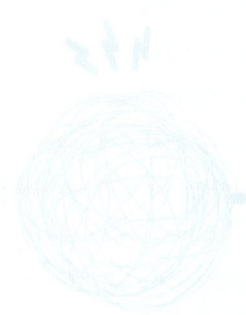

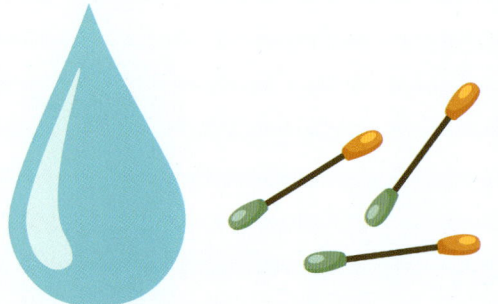

야외활동이 증가하고,
물 사용이 늘면서 그에 따른
귀 문제가 생기는 경우도 많다

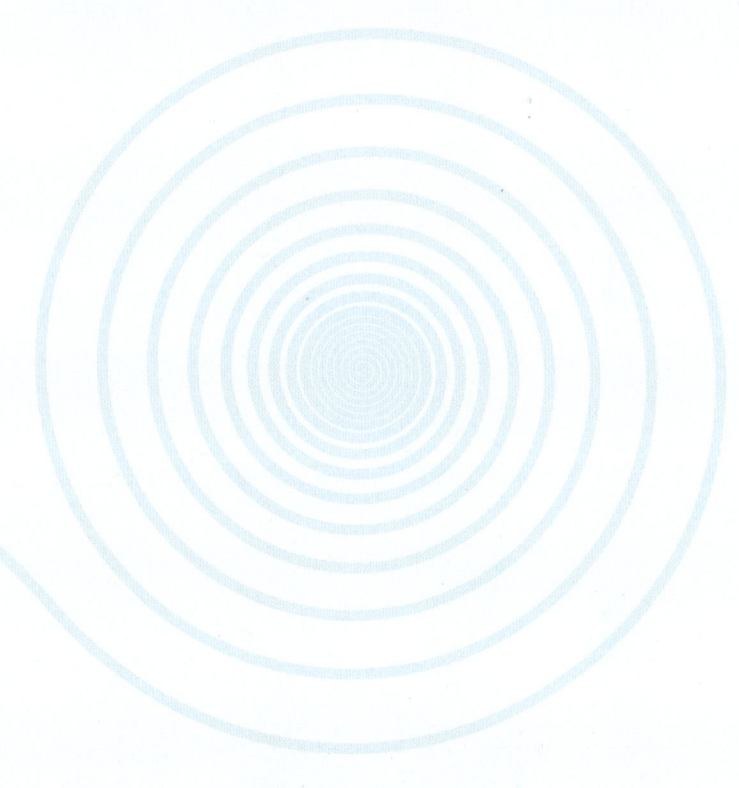

# V. 일상생활 속 귀 건강 관리

# 1
# '벌레·물·귀지...'
# 여름철 증가하는 귓속 불청객 관리법

여름에는 야외활동이 증가하고, 고온다습한 기온으로 인한 물 사용이 늘면서 그에 따른 귀 문제가 생기는 경우도 많다. 여름철 귀에 발생할 수 있는 문제들과 관리법에 대해 알아보자.

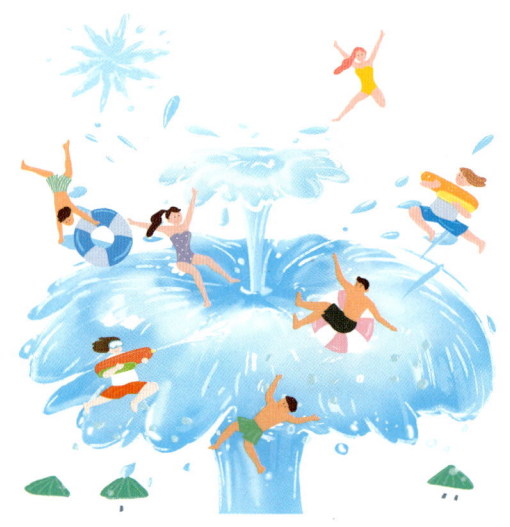

## (1) 귀에 벌레가 침입했을 때

곤충과 벌레가 많은 여름에는 캠핑 등 야외활동 중 귀에 벌레가 들어가는 경우가 많다. 이때 벌레를 빼내려고 무리하게 되면 귀에 상처가 생기고, 또 벌레를 빼내려고 자극하면 벌레가 귀 안쪽으로 더 들어가면서 통증을 일으킬 수 있다. 따라서 귀에 들어간 벌레는 가까운 이비인후과에서 빼는 것이 가장 좋다. 만약 상황이 여의치 않다면, 손전등처럼 밝은 빛을 비춰 벌레가 바깥으로 나오게 유도하거나 귀에 식용유 또는 알코올 한 방울을 넣어 벌레를 죽이는 방법이 있다.

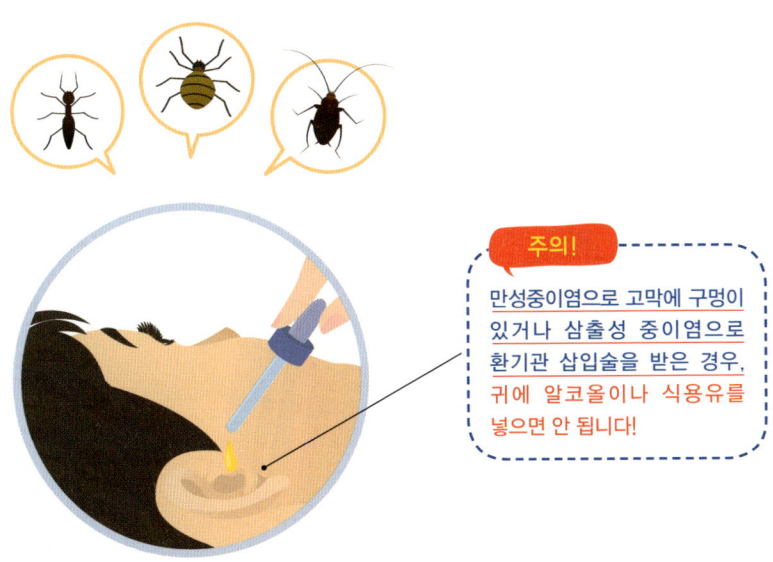

주의!
만성중이염으로 고막에 구멍이 있거나 삼출성 중이염으로 환기관 삽입술을 받은 경우, 귀에 알코올이나 식용유를 넣으면 안 됩니다!

## (2) 귀에 물이 들어갔을 때

여름철 물놀이를 하거나 잦은 샤워 도중 귀에 물이 늘어가는 상황이 증가한다. 물을 빼내기 위해 여러 방법을 동원해도 귀에 물이 남아 있어 불편함이 지속되는 경우도 많다. 만약 귀에 물이 들어간 후 하루 이틀 지나도 먹먹함이 남아 있다면, 염증이 생겼을 가능성이 있다. 귀지가 많아 물이 배출되지 않는 경우도 있으므로, 이런 상황이 자주 반복된다면 이비인후과를 찾는 것이 바람직하다.

> **기억하기!**
>
> **귀에 물이 들어갔다면,**
> 귓속에 남아 있는 소량의 물은 체온으로 증발해서 없어지며, 귀를 바닥으로 향하게 한 후 가볍게 흔들어 주면 대부분의 물은 빠집니다. 그러나 무리하게 면봉으로 귓속을 닦을 경우 상처와 통증이 발생할 수 있으므로 피하도록 합니다.

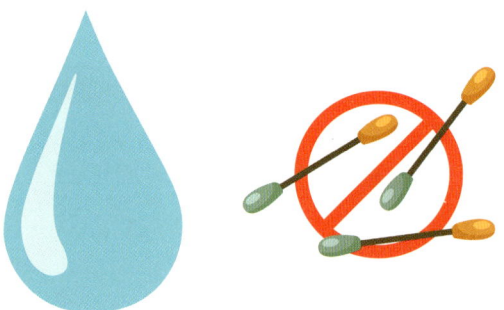

### (3) 귓속에 귀지가 있을 때

귀지는 더러운 존재일까? 그렇지 않다. 귀지는 귀 건강에 도움이 되는 신체 부산물로 귀지선이라는 곳에서 분비되는 피부기름과 각질이 합쳐져서 만들어진다. 특히 귀지는 바깥귀인 외이도 피부를 덮어서 세균과 이물질로부터 외이도를 보호하고, 염증을 억제한다. 일종의 방어막인 것 셈이다.

귀지를 청소할 때 머리핀 등 날카로운 것을 이용하다가 외이도 피부나 고막에 상처를 주면 염증이 발생할 수 있고, 심하면 고막 천공으로 이어질 수도 있다. 과도한 귀지 제거로 외이도 피부의 지방층이 파괴되면 급성 염증이 반복되다가 치료되지 않는 만성 외이도염으로 악화되기도 한다. 만성 염증으로 귓구멍이 좁아지면 청력이 떨어질 수도 있으므로 주의가 필요하다.

**귀지 특징 & 관리**
- 귀지는 억지로 파지 않아도 성인·어린이 모두 저절로 나온다
- 나오지 않는 귀지를 억지로 파낼 필요는 없다
- 귀지가 조금 있어도 소리를 듣는 데는 아무 지장이 없다
- 귀지 관리가 필요할 땐 귀 겉 부분에 있는 귀지만 적당히 제거한다
- 귀지를 제거할 땐 날카로운 물체를 이용하지 말고, 면봉이나 끝이 부드러운 귀이개를 사용한다
- 귀지 때문에 불편하면 이비인후과에서 제거한다

## 2
## '귀 출혈' 일으키는 다양한 원인 & 증상

신체에 건강 문제가 있을 때 나타나는 신호 중 하나가 출혈이다. 특히 출혈이 흔치 않은 귀에서 피가 나면 많이 당혹스럽기 마련이다. 귀 출혈의 원인은 경미한 것부터 응급상황인 것까지 다양해 그 특이점과 증상을 알고 대처하는 것이 필요하다.

귀에 출혈을 일으키는 요인은 다양하다. 단순하게는 귀 피부에 상처가 나서 피가 날 수 있고, 중이염 등 귀 감염 질환이나 드물게 귀암이 발생한 경우, 또는 귓속 이물질 유입, 귓속 압력의 큰 변화, 고막 손상 등으로도 피가 나온다.

다행히 귀 출혈을 일으키는 대부분 원인들은 아주 심각한 상황은 아니다. 증상이 개선되지 않는 경우 이비인후과에서 진료를 받으면 대부분 치료가 된다. 그러나 머리에 부상을 입은 후에 발생되는 귀 출혈은 뇌출혈 등 응급상황일 수 있으므로 신속한 처치가 필요하다.

## (1) 중이염 등 귀 감염 질환

중이염처럼 세균·바이러스에 의한 귀 감염 질환이 출혈을 일으킬 수 있다. 중이염이 있으면 중이가 붓고 고막 안쪽에 삼출물인 액체가 고이는데 그 상태가 지속되면 귓속 압력이 점차 높아져 고막에 구멍이 생긴다. 이때 피·액체가 새어 나올 수 있다.

**귀 감염 질환에 따른 출혈 시 동반되는 증상**
- 귀 통증
- 액체·고름 등 삼출물 분비
- 청력 저하
- 약 38도 이상 발열

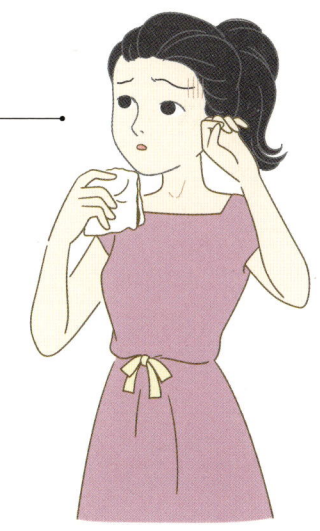

중이염과 같은 세균·바이러스 감염 질환으로 귀에서 피가 날 수 있다

## (2) 귀를 심하게 파거나 이물질 유입

면봉이나 귀이개로 귀를 심하게 파거나 이물질이 들어가 귀가 손상됐을 때도 귀 출혈이 발생할 수 있다. 때문에 가급적 귀 파는 행동을 자제하는 것이 좋다. 특히 어린아이들은 귀에 무언가를 집어넣어 귀에 피가 나는 경우도 있다.

### 귀에 들어간 이물질 제거하려면
- 우선 고개를 옆으로 기울여서 빼내본다
- 이물질이 잘 나오지 않으면 핀셋으로 물체의 가장자리를 잡아서 제거한다
- 이러한 방법으로 제거할 수 없으면 이비인후과 진료를 받는다
- 이물질을 제거해도 귀의 상처 확인을 위해 진료를 받는다

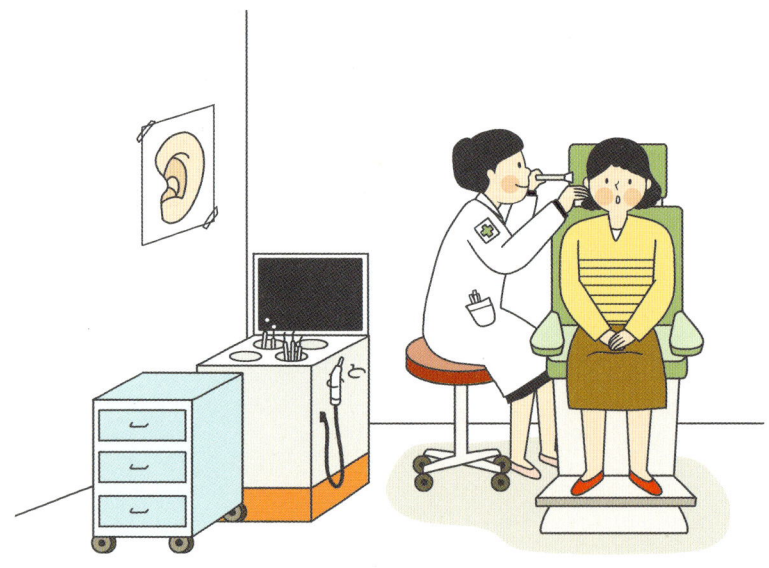

## (3) 귓속 압력 변화

귓속 공기압이 급작스럽게 변해도 귀 출혈이 나타날 수 있다. 비행기가 이·착륙하거나 스쿠버 다이빙을 할 때 발생하는 귀 압력 변화는 가운데귀인 중이에서 환기를 담당하는 이관을 막히게 하는데, 이때 귀가 먹먹해진다. 증상이 심하면 고막을 끌어당겨 짜릿한 느낌과 통증을 유발하는데, 이 경우 '바로트라우마(barotrauma)'라고 하는 기압외상으로 이어질 수 있다. 압력의 변화가 심해 고막이 찢어지게 되면 귀에서 피나 삼출물이 나온다.

'바로트라우마'는 비행기가 착륙하거나 스쿠버 다이빙 후 물속에서 나오면 사라져야 한다. 만약 증상이 개선되지 않고 피와 삼출물이 계속 나오고 통증과 열이 동반되면 치료제를 복용하거나 귀의 압력을 정상화시키기 위한 시술이 필요하기도 하다.

### 바로트라우마 증상
- 귀 통증
- 귀가 꽉 찬 느낌
- 현기증
- 청력 저하
- 귀울림

### 바로트라우마 개선에 도움이 되는 방법
- 비행기를 탈 때 (특히 하강할 때) 껌을 씹거나 물을 마신다
- 입을 크게 벌리거나 하품을 한다
- 손가락으로 코를 막은 후 콧바람을 불어서 눌린 이관을 연다

### (4) 고막 찢어짐

고막이 파열되면 귀에서 삼출물이 흘러나올 수 있다. 이 삼출물은 맑거나, 고름 또는 피가 섞여 있기도 하다. 대부분의 고막 찢어짐은 찢어진 부위에 치료용 패치를 붙이는 등의 방법으로 몇 주 안에 치료되는 경우가 대부분이나, 호전되지 않으면 수술이 필요할 수 있다.

(☞ 82p '귀' 수술의 모든 것 中 ❸고막 패치(patch)술 참고)

**고막이 찢어질 수 있는 상황**
- 귀중이염 등 귀 감염 질환
- 고막 주변 압력 변화
- 면봉·귀이개·이물질에 따른 귀 손상
- 머리 부상

**고막이 찢어졌을 때 증상**
- 갑자기 나타났다가 빨리 사라지는 귀 통증
- 출혈 및 이루(귀물) 발생
- 청력 저하
- 귀울림(이명)
- 귀 충만감
- 현기증

### (5) 머리 부상

머리에 외상 등 부상을 입은 후 귀에서 피가 보이면 뇌 부위 출혈일 가능성이 있다. 이 경우 뇌 손상 위험이 있는 응급상황이므로 바로 병원 응급실이나 119에 연락해야 한다.

**심한 머리 부상에 따른 증상**
- 몇 초에서 몇 분 사이에 의식 상실
- 멍하거나 혼란스러운 느낌
- 메스꺼움과 구토
- 피곤하거나 졸림
- 말을 제대로 하기 어려움
- 현기증 또는 균형 상실

### (6) 귀암

귀암은 보통 귀의 바깥 부분인 외이에 있는 피부암에서 시작한다. 귀암은 매우 드물지만, 발병 후 치료를 받지 않으면 귓속까지 파고들 수 있으므로 주의해야 한다. 만약 자신의 귀 피부에 낫지 않는 비늘 같은 조직이 있다면 한 번쯤 진료를 받아야 한다.

## 3
# 녹음한 내 목소리는 왜 이상하게 들릴까?

"아~ 아~ 내 목소리가 이상하게 들리네?"

최근 스마트 기기를 이용해 동영상을 촬영하는 경우가 많다. 그런데 동영상에 함께 녹음된 자신의 목소리를 들은 후 본인 목소리가 아닌 것 같아 당황했던 경험이 있을 것이다. 대체 이 이상한 목소리의 정체와 그 원인은 무엇일까? 사실 이러한 현상은 소리의 전달 과정을 이해하면 너무나 자연스러운 현상이다.

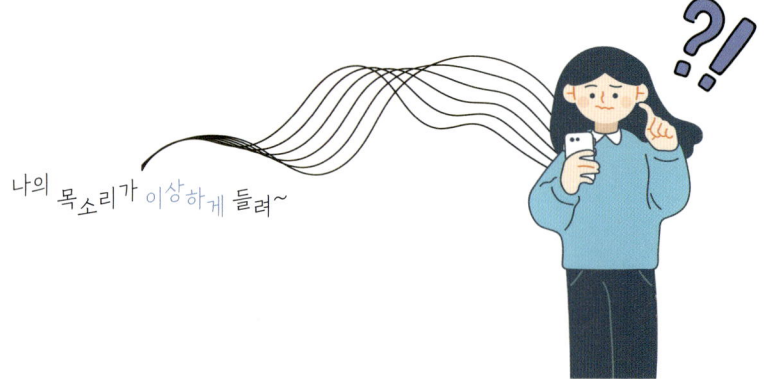

### • 소리는 대부분 공기 통해 전달

우리가 듣는 소리는 대부분 공기를 통해 전달된다. 예를 들어 강아지가 "멍~멍~" 짖는다고 가정해 보자. 개가 짖는 소리는 우선 공기를 진동시킨다. 이후 소리 진동은 귀의 가장 바깥쪽인 외이와 중간 부위인 중이를 지난 후 고막을 통해 가장 안쪽인 내이의 청신경으로 전달된다. 이어 뇌가 최종적으로 '개가 짖고 있다'고 인식한다.

이렇게 외이→중이→내이→청신경→뇌의 순서로 소리가 전달되는 것이 공기를 통한 소리 전달이며 이를 '기도전도'라고 한다. 고막에 닿은 소리는 수십 배로 크게 증폭돼서 청신경으로 보내진다. 고막에서 내이의 청신경으로 소리가 전달되는 과정은 매우 효율적이다.

**공기를 통해 소리가 전달되는 '기도전도' 과정**
● 소리 발생 → 외이 → 중이 → 내이 → 청신경 → 뇌 → 소리 인식

그런데 우리가 소리를 들을 때는 공기를 통해서만 듣는 것이 아니다. 뼈를 통해서도 소리를 듣는다. 특히 평상시 듣는 나의 목소리는 공기 중으로 전달돼 귓속에 들어온 소리와 두개골의 진동을 통해 발생하는 소리가 합쳐진 것이다. 하지만 목소리를 녹음한 경우 공기로 전파된 목소리만 기록된다. 때문에 녹음된 목소리는 내 목소리가 아닌 것처럼 들리는 것이다. 이처럼 뼈를 통해 듣는 것을 소리의 '골전도'라고 한다.

# 세상에서 제일 처음 만나는 목소리
### - 태아 뇌 발달에 도움 주는 아빠의 '태담' 요령

　'엄마 뱃속에서의 열 달'은 태아에게 매우 중요한 시기이다. 이때 태아와의 정서적인 교감은 태아 지능과 발달에 긍정적인 영향을 준다.
　태아와 엄마 모두에게 도움이 되는 태교 중 하나가 '태담'이다. 특히 태아에게 이야기하듯 동화를 들려주고, 대화하는 아빠의 태담이 효과적인 것으로 알려졌다.

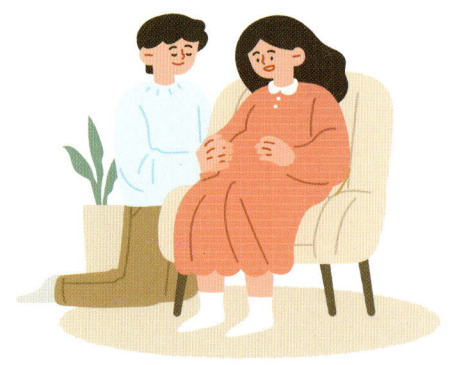

### • 아빠 태담

'아기의 뇌는 청각자극을 통해 성장한다'는 말이 있다. 태아의 신체 부위 중 가장 먼저 발달하는 것이 청각기관이기 때문이다. 언제든지 끊임없이 태아에게 말을 거는 것이 좋은 이유이다.

특히 태아에게 아빠의 중저음 목소리를 들려주는 것이 효과적이다. 엄마 뱃속에 있는 태아는 양수인 물로 둘러싸여 있는데, 음파의 특성상 엄마 목소리인 고음은 양수를 잘 통과하지 못하지만 아빠의 중저음 목소리는 잘 통과하기 때문이다. 보통 300Hz 이하 중저음이 태아의 귀에 잘 도달하고 뇌를 자극하게 된다.

### • 태담, 늦어도 임신 5개월부터 시작해야 하는 이유

엄마 뱃속 태아는 시각·후각·미각·촉각·청각 등 오감(五感) 중 청각이 가장 먼저 발달한다. 태아일 때는 소리가 뇌의 청각중추를 직접 자극하기 때문에, 태담이 뇌 운동과 발달에 가장 효과적이며, 실질적인 효과는 임신 5개월 후부터 나타난다.

- 태아의 신체 부위 중 가장 먼저 발달하는 것이 청각기관이다
- 임신 3주가 되면 아기의 귀 모양이 나타난다
- 임신 12~16주면 귀 안쪽에 소리를 전달하는 달팽이관의 모양이 갖춰진다
- 하지만 태아는 뇌와 연결된 청각신경망(달팽이관)이 완성되지 않아 아직 들을 수 없다

- 이 시기는 태아의 크기는 작고, 양수는 상대적으로 많아서 소리가 잘 전달되지 않는다
- 임신 20~24주가 되면 뇌와 귀가 연결되는 청각신경망이 완성된다
- 이때부터 태아는 뱃속에서 들은 소리를 기억하고 느낄 수 있다

• **태담 이렇게 해야 효과 있어요**
- 엄마의 정서적 안정과 엄마·아빠·태아의 유대감 형성을 위해 임신 초기부터 시행한다
- 산모와 태아의 정서적 안정을 위해 배를 쓰다듬으면서 한다
- 너무 큰 목소리는 태아 청각에 필요 이상의 자극을 줄 있기 때문에, 조용한 방에서 나지막한 목소리로 다정다감하게 이야기하듯 한다
- 발음을 또박또박한다
- 태아의 기억은 임신 6개월~8개월이면 완성된다. 글자 카드를 이용해 반복적으로 읽어주거나, 기본 단어를 여러 번 말하는 것도 좋다

# 5
# 비행기 타면 귀 아프고 불편해요
## – '항공성 중이염' 개선법

코로나19가 잠잠해지면서 해외여행객들이 다시 늘어날 것으로 예상된다. 하지만 설레는 마음도 잠시, 비행기 등에서 기압차로 인해 귀 통증과 불편감이 유발되는 '항공성 중이염'으로 인해 고통을 겪을 수도 있어 이에 대한 대비가 필요하다.

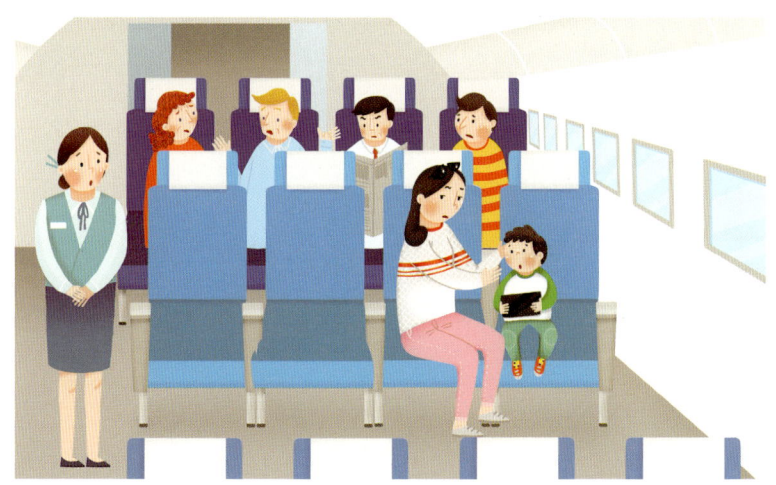

코의 뒤쪽 부분인 비인강과 중이를 연결하는 이관은 가운데귀인 중이의 환기를 담당하고, 중이의 압력이 바깥귀의 압력과 같게 조정해 주는 역할을 한다. 그런데 비행기가 고도를 갑자기 높이거나 낮출 때 실내 기압이 변하면서 이관이 오작동하면 귀가 막히고, 이 영향으로 중이에 통증과 먹먹함이 발생하게 되는 것이다.

항공성 중이염 증상은 대부분의 경우 비행기가 착륙할 때 많이 나타난다. 비행기의 고도가 낮아지면서 외부 기압은 높아지지만 중이의 압력 상태는 계속 저압 상태로 남아있어 고막이 안쪽으로 빨려 들어가며 통증을 일으키기 때문이다.

**항공성 중이염이 발생하는 순간**
- 비행기가 고도를 갑자기 높이거나 낮출 때
- 비행기가 이·착륙할 때
- 빠른 기차를 타고 터널 속으로 들어갈 때
- 엘리베이터가 내려갈 때
- 물속에 잠수할 때

**항공성 중이염 주요 증상**
- 평소 없던 귀의 통증이 발생하고 심하다
- 말할 때 자기 목소리가 울려서 들린다
- 귀가 막힌 것 같고 답답하다
- 비행기에서 내린 후에도 귀의 먹먹함과 통증이 지속돼 주위 소리가 잘 들리지 않는다

항공성 중이염 때문에 귀가 먹먹할 경우, 무언가를 삼키면 증상이 개선된다. 이관이 열리면서 기압차가 줄어들기 때문이다.

하지만 비행기를 탈 때마다 습관적인 귀 통증이 발생하거나 감기·비염 같은 이비인후과 질환이 있는 경우 증상이 심해지기 때문에 탑승 전 이비인후과 검사와 치료를 받는 것이 바람직하다. 또 비행기에서 내린 후에도 귀의 통증이나 먹먹함이 며칠 동안 지속되면서 귀에서 분비물이 나오면 중이에 물이 차는 삼출성 중이염으로 악화된 것이므로 이때에도 이비인후과 진료가 필요하다.

### 항공성 중이염 극복 방법

**(1) 비행기 탑승 며칠 전, 이비인후과 다녀오기**
- 비염·감기 같은 기압에 영향을 받는 질환이 있으면 이비인후과에서 치료를 받는다
- 과거 비행기를 탈 때마다 귀 통증이 있었어도 이비인후과 검사를 받는다
- 항공성 중이염 증상이 심한 사람은 이비인후과에서 귀 점막 수축제나 소염진통제를 처방받아 복용하면 증상을 개선할 수 있다

**(2) 비행기 탑승 직전**
- 껌을 씹거나 물을 마시면 이관의 압력 조절이 잘 이뤄진다

**(3) 비행기 탑승 후**
- 귀 먹먹함이 나타나면 손가락으로 코를 막은 후 콧바람을 불면 눌렸던 이관이 열린다
- 입을 크게 벌리거나 하품을 한다
- 귀 먹먹함이 심한 비행기 이·착륙 시에는 잠을 자지 않는다
- 영·유아나 어린이는 비행기가 이·착륙 할 때 젖꼭지를 물리거나 물·껌·사탕을 주면 먹먹함을 줄일 수 있다
- 귀 통증이 지속되면 엄지와 검지로 코를 막고 입을 닫은 후 볼과 목의 근육을 이용해 공기를 코 뒤쪽으로 밀어 넣는다. 이때 귀가 뚫리는 소리가 나면 이관이 열린 것이다
- 하지만 비염·감기 환자가 이 행동을 세게하면 고막이 손상될 수 있어서 피해야 한다

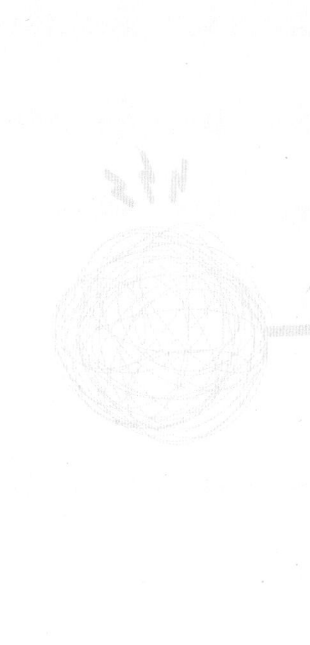

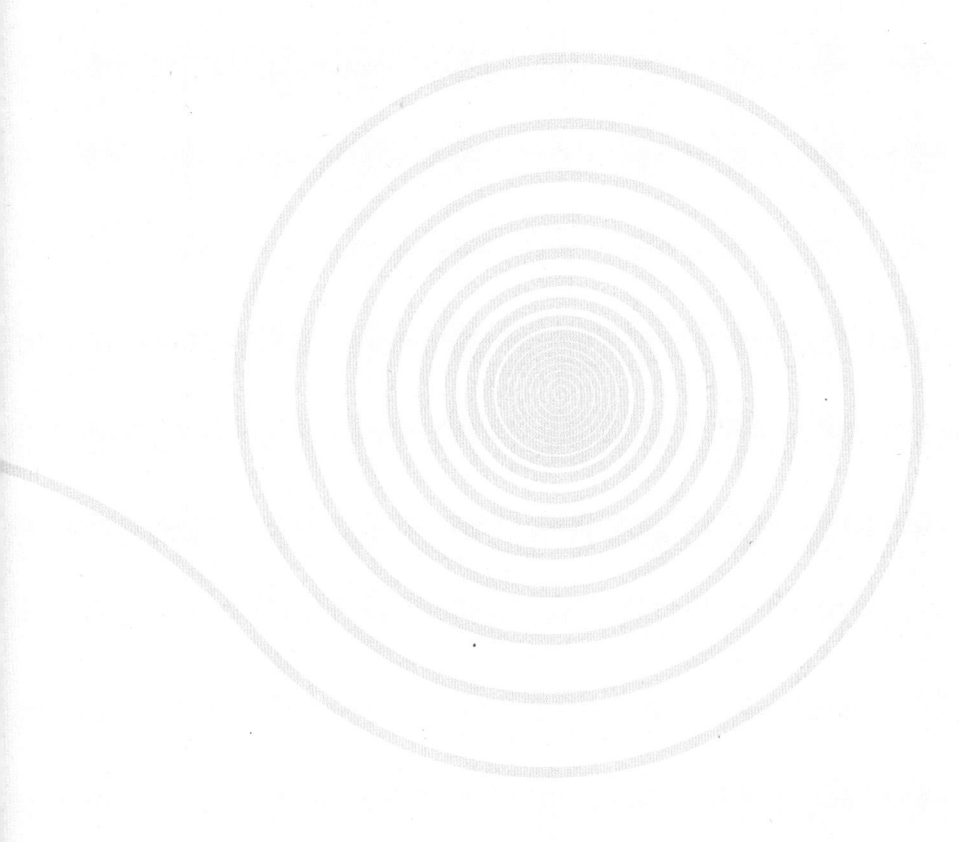

# SOREE History

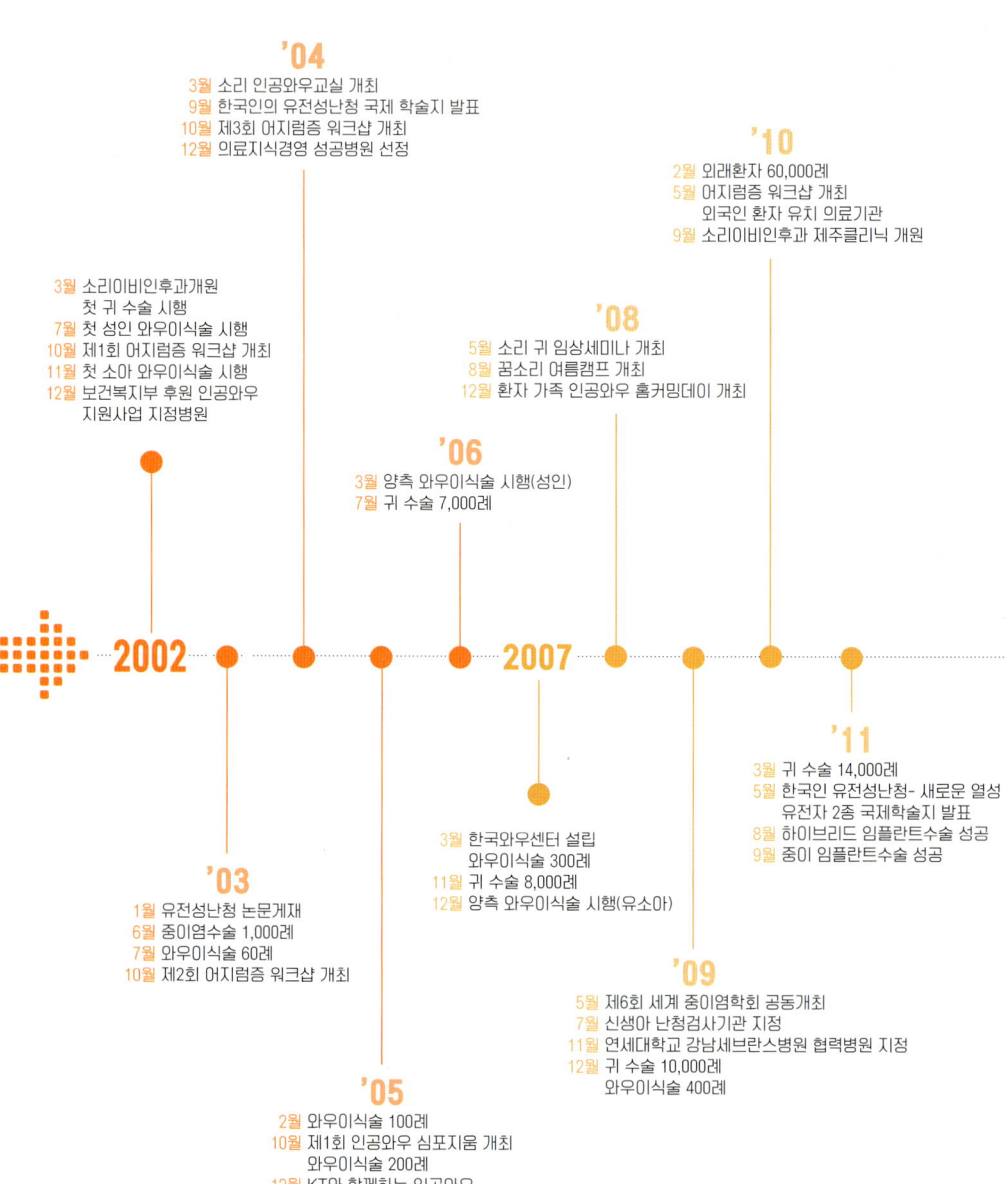

**2002**
3월 소리이비인후과개원
   첫 귀 수술 시행
7월 첫 성인 와우이식술 시행
10월 제1회 어지럼증 워크샵 개최
11월 첫 소아 와우이식술 시행
12월 보건복지부 후원 인공와우
   지원사업 지정병원

**'03**
1월 유전성난청 논문게재
6월 중이염수술 1,000례
7월 와우이식술 60례
10월 제2회 어지럼증 워크샵 개최

**'04**
3월 소리 인공와우교실 개최
9월 한국인의 유전성난청 국제 학술지 발표
10월 제3회 어지럼증 워크샵 개최
12월 의료지식경영 성공병원 선정

**'05**
2월 와우이식술 100례
10월 제1회 인공와우 심포지움 개최
   와우이식술 200례
12월 KT와 함께하는 인공와우,
   보청기 지원사업 의료기관

**'06**
3월 양측 와우이식술 시행(성인)
7월 귀 수술 7,000례

**2007**
3월 한국와우센터 설립
   와우이식술 300례
11월 귀 수술 8,000례
12월 양측 와우이식술 시행(유소아)

**'08**
5월 소리 귀 임상세미나 개최
8월 꿈소리 여름캠프 개최
12월 환자 가족 인공와우 홈커밍데이 개최

**'09**
5월 제6회 세계 중이염학회 공동개최
7월 신생아 난청검사기관 지정
11월 연세대학교 강남세브란스병원 협력병원 지정
12월 귀 수술 10,000례
   와우이식술 400례

**'10**
2월 외래환자 60,000례
5월 어지럼증 워크샵 개최
   외국인 환자 유치 의료기관
9월 소리이비인후과 제주클리닉 개원

**'11**
3월 귀 수술 14,000례
5월 한국인 유전성난청- 새로운 열성
   유전자 2종 국제학술지 발표
8월 하이브리드 임플란트수술 성공
9월 중이 임플란트수술 성공

# 소리이비인후과 연혁

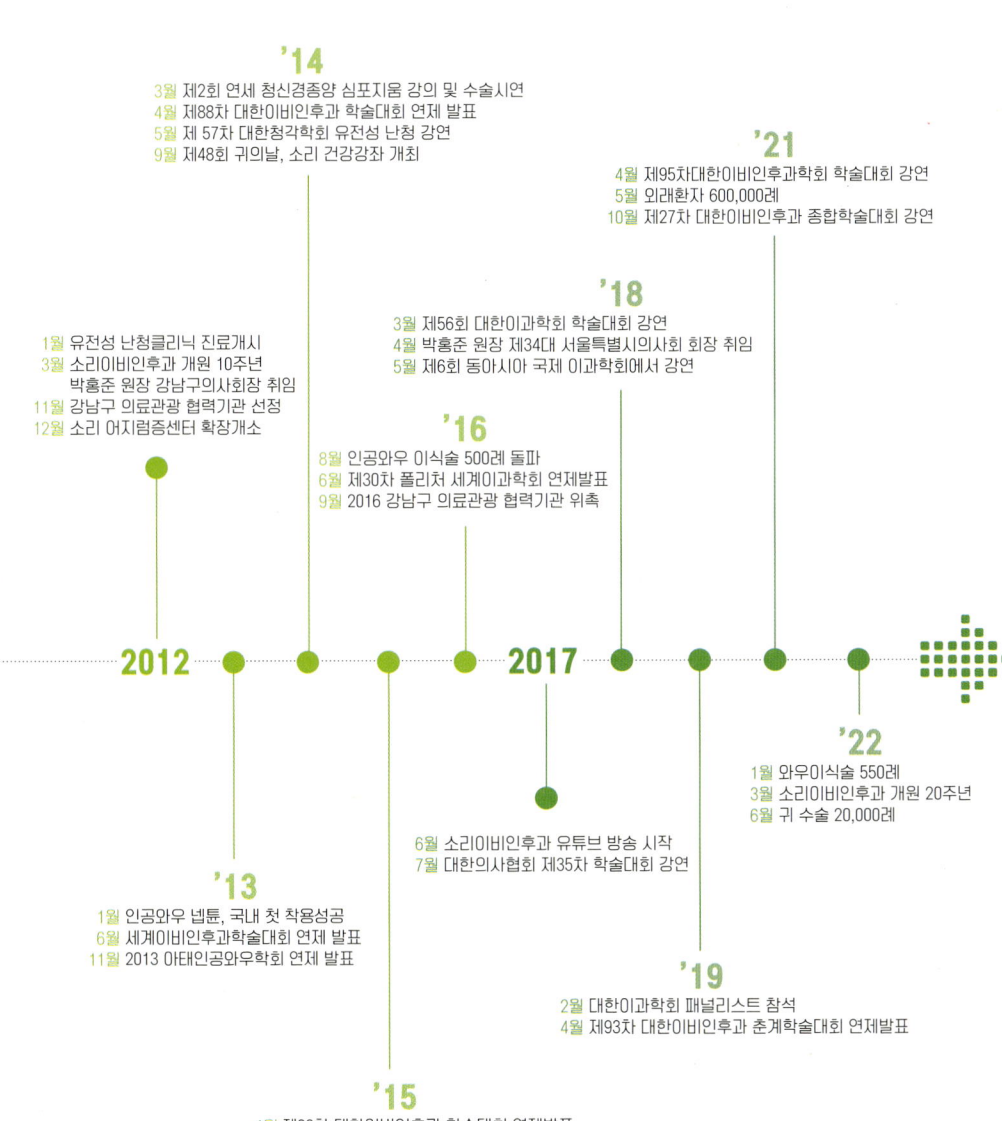

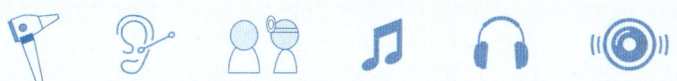

## 소리,
## 잘 들어야
## 잘 산다

**초판 1쇄 발행**  2022년 9월 13일
**2쇄 발행**  2024년 6월 11일

**지은이**  박홍준 외 6인
**펴낸곳**  도서출판 지누

**출판등록**  2005년 5월 2일
**등록번호**  제313-2005-89호
**주소**  (04165) 서울특별시 마포구 마포대로 15 현대빌딩 907호
**전화**  02-3272-2052
**팩스**  02-3272-2053
**전자우편**  jinubook@naver.com
**인쇄·제본**  벽호

값 15,000원

ⓒ 지누

ISBN 979-11-87849-40-7 (03510)
이 책은 저작권법에 의하여 보호받는 저작물이므로 무단 전재와 복제를 금합니다.